今一度，ホスピスの意味を問う2

こだます
いのち

すえなが内科在宅診療所
末永　和之

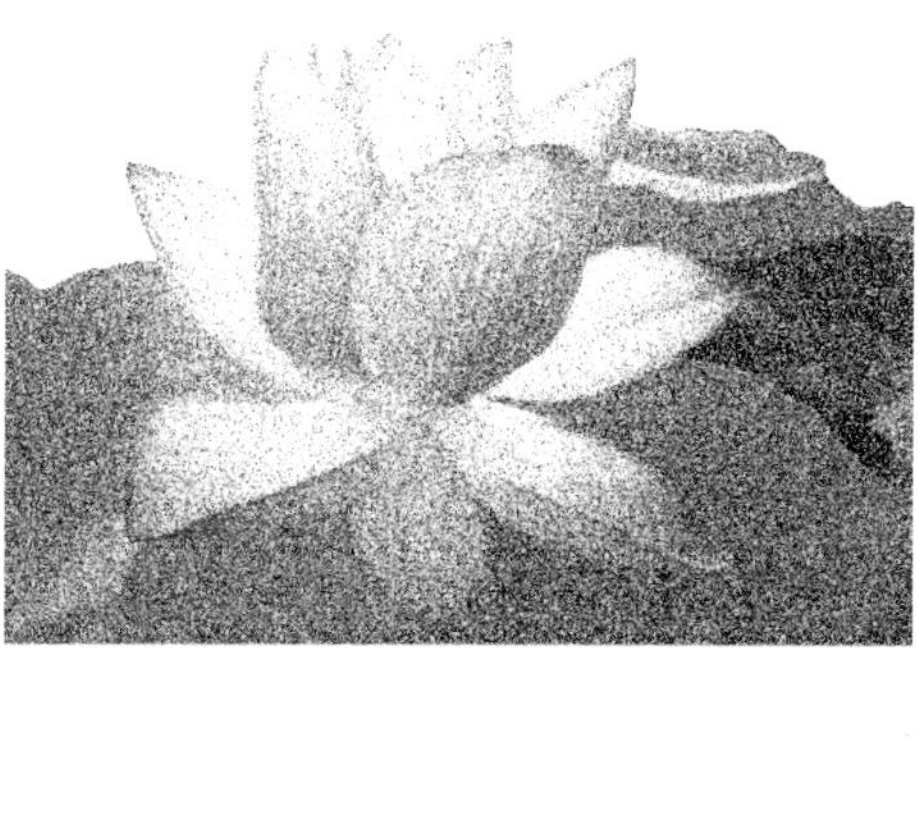

木星舎

はじめに

私がホスピスの道に入ったきっかけに、ある一人のがん患者さんとの出会いがあった。晩年、彼はホスピス設置を求める市民運動の集会を呼びかけた。そこで私は、自分が診断した直腸がん末期の患者が、いのちをかけて訴えている姿を目の当たりにした。

末期医療の充実とは何か。人間の死を尊重してくれるということだ。懸命に生きてきた人生最後の場所が、昭和二十三年基準のわずか二・六畳のベッド空間。プライバシーは全く認められず妥協や追従。他の患者のイビキやオナラ、糞尿の臭いもする。思い通りにならずに家族は肩身狭く付き添う。

こんな惨めな死があっていいのか。死がわかっていても「死に体」ではない。最後の最後まで「生き体」なのだ。負けてたまるか。はや、天にあずけた命。

激しいショックと大きな感動を覚えた。涙が溢れた。そして、こころに強い思いが刻まれた。「医療の現場を変えなければならない。自分が必ずやり抜く」

早速、山口赤十字病院内に「ターミナルケア研究会」を設立。さらに一九九二年、山口県内で初めて三床の緩和ケア病床を設置した。そして、ホスピス医としての道を歩み出したのだ。在宅、地域、行政にもホスピスの輪を広げるために、その運動の先頭に立って取り組んだ。

同じ年、家で最期を迎えたいと願った八十歳の女性を往診して、自宅で看取った。その後、院内に訪問看護部門の設置がなされ、在宅緩和ケアを継続。一九九九年、全国の日本赤十字社九十三病院の中で初めて、二十五床の緩和ケア病棟を開設した。また、県議会に請願を重ね、県内他病院にも緩和ケア病棟を拡大。二〇〇三年、山口市と協働して在宅緩和ケア推進事業をスタート。全国に先駆けて、六十五歳以下のがん末期患者も福祉サービスを受けられるようにした。その後、山口赤十字病院の緩和ケア病棟でホスピス医としてたくさんの患者さん、ご家族と出会い、多くを学ばせてもらった。

二〇一三年三月に、山口赤十字病院を定年退職。四月、年齢も顧みず、いただいた使命でありライフワークである外来、在宅診療をするため、山口市内にすえなが内科在宅診療所を開設した。その医療理念は「病む患者・家族のつらさに寄り添い、一人ひとりのいただいた使命を全うされ、住み慣れた地域で、住み慣れた自宅で過ごすことができるような治療・ホスピス・緩和ケアの提供を行います」とした。

これまで四千名以上の生き抜いて逝かれた患者さん、ご家族と出会い、その傍らに佇《たたず》み、多くの素晴らしい出会いをいただいた。お一人おひとりのご縁から学んだことを皆さんにお伝えしたいと考え、つたない文章であるがまとめてみた。ご一読願えれば幸甚です。

末永　和之

もくじ

まるごといのち

ホスピスの意味を問う

生き方・終え方ノート

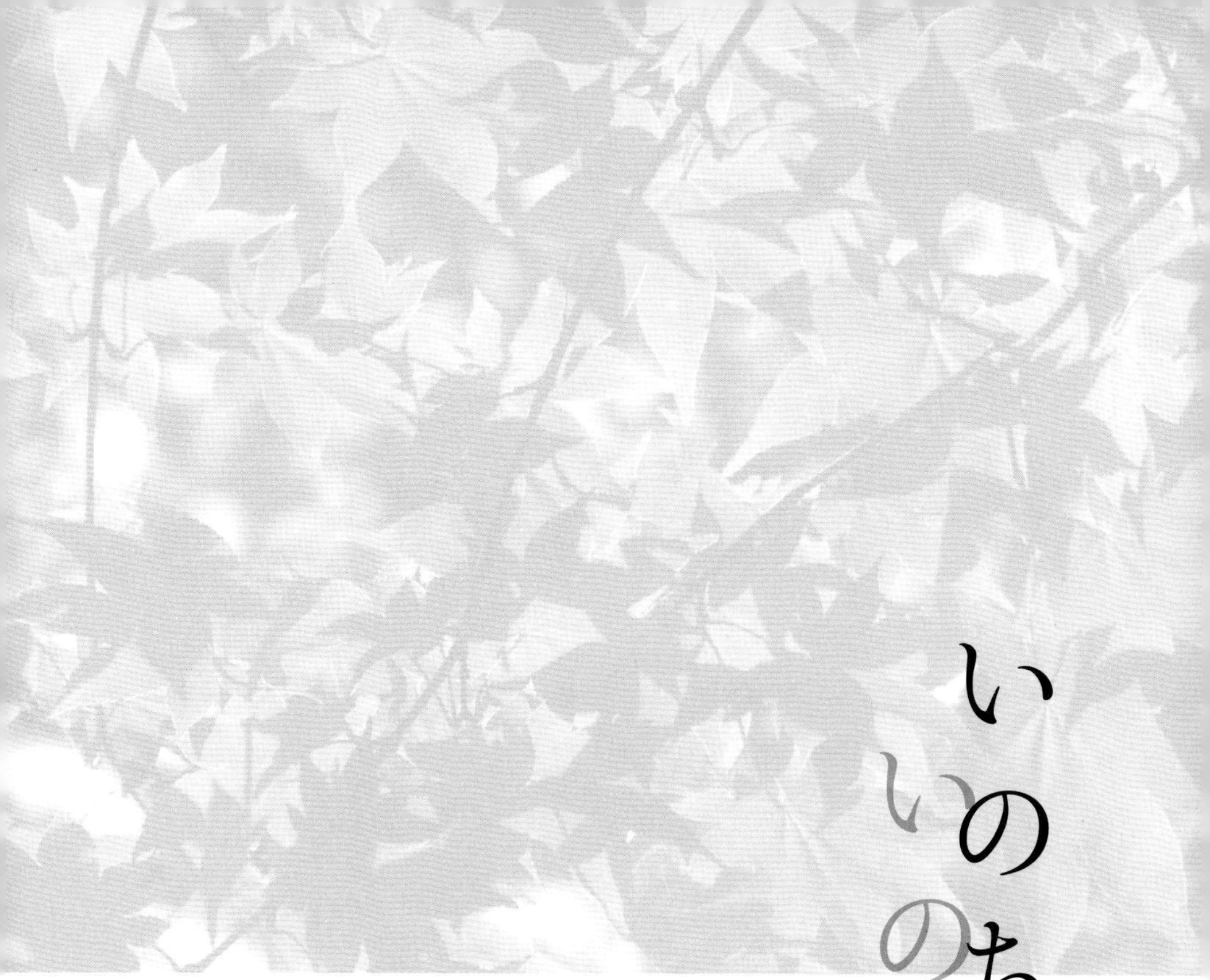

いのちの言葉

いのちの言葉

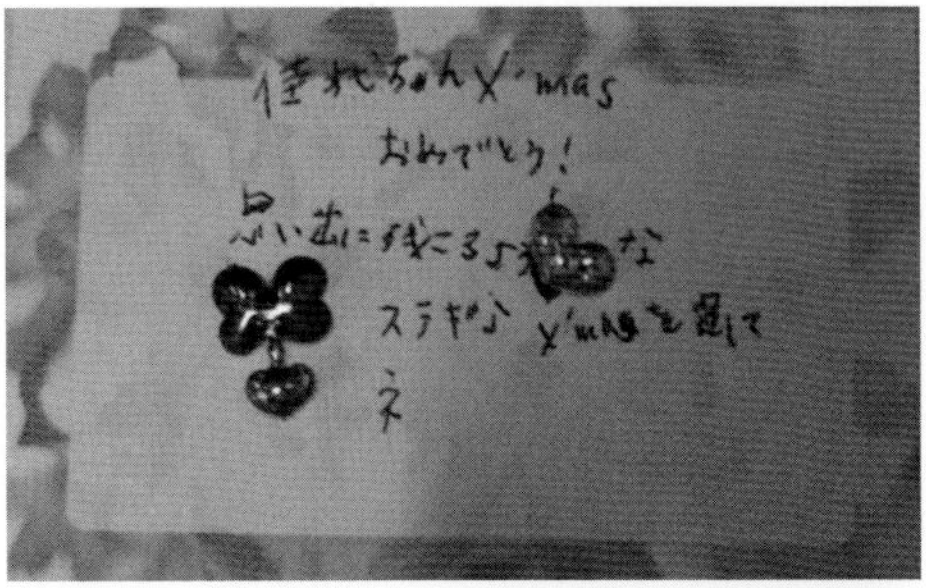

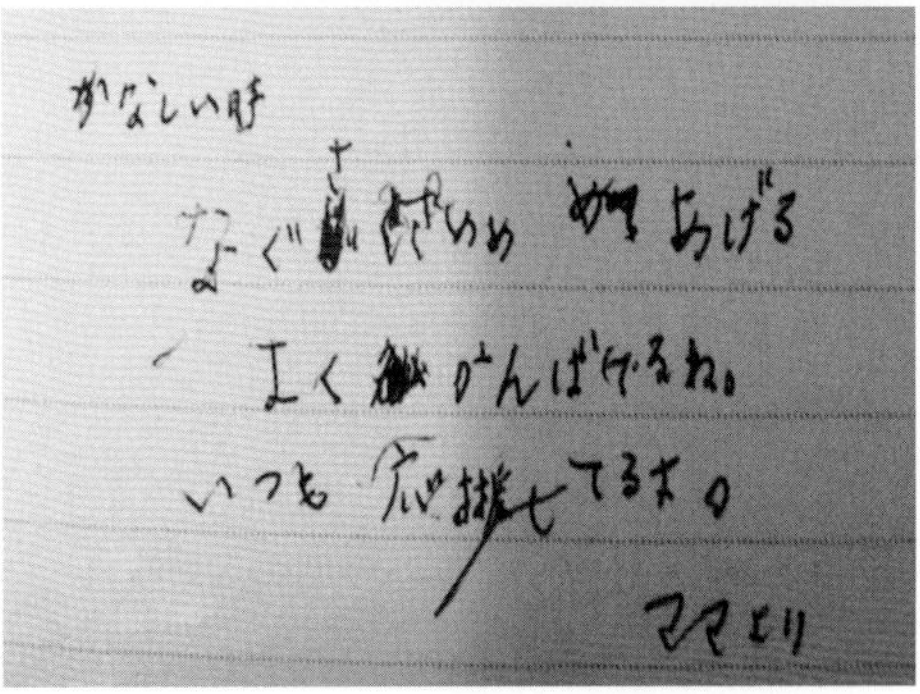

39歳の母親が病床で娘に贈った手紙

本書の中で、私がその方の人生の最後の場面で出会った人たちを紹介している。その方々がいろいろな形で遺してくださった言葉を大切に拾い集めてみた。お一人おひとりの思い出、そのときの涙、笑顔、仕草、声などとともに私のかけがえのない宝物になっている。

受けいれる

その瞬間が最高点だよ。

（七十歳代の男性）

死は人生の終末ではない。生涯の完成である。

（七十九歳の女性）

自分の人生の終わりにみんな乾杯して祝福してくれ。

（八十九歳の男性）

戦争にも六年南方に行ってきた。自分は同僚の分まで生きてきた。もう、そろそろ終えてもいいだろう。

（九十七歳の男性）

家で大往生するか。

（九十歳男性）

胃がんで亡くなられた男性は、病床にあって「我が五十五年の人生を振り返る」という自分史を書いた。その中で、彼は次のように述べている。

胃がん術後、再々発を告げられた時、いよいよ来たかという心境であった。現状与えられた環境の中で自然体に生活する。元気なうちは精一杯仕事をする。特別なことをする必要なしとの結論で納得した。自分の意向に添った形で進めた。

苦しかったことや、頑張ったということを思い出す。努力した時間が長いほど人生の充実感を強く感じる。神さまから与えられたガソリンを少しアクセルを踏みすぎたのか、みんなより早く使いすぎてしまったようだ。言い換えれば内容の濃い人生であったと思う。

納得、納得人生！　我が運命に恨みなし。

自分から切腹する勇気はないが、切腹する覚悟はできている。いつその日が来ても心の準備・覚悟はできているという心境である。

（五十五歳の男性）

肺がんが脊髄に転移していた方が、水彩で見事な花の絵を描いていた。彼は現役時代から職場の同僚、部下にとても慕われていた。その彼の水彩画を一冊の画集にまとめ、『豊花吉祥』として出版した。その中で彼は、次のように述べている。

元来、体育会系の人間であった。定年後に細密水彩画の通信教育を受け、自己流に描きためた。一冊の画集を作っていただき、絵を描いた頃の出来事を思い出す。感謝の気持でいっぱいである。（七十歳男性）

彼は妻に「最期はお前一人でいいよ。お前一人でいいよ」と言って、妻の手枕の中で、永久の眠りにつかれたのである。

遺される人たちへ

二十五歳の若さで旅立った青年が書いた作品「心に残る名言集から」を、お父さんが届けてくださった。その中で彼は、次のような言葉を遺している。


あなたが無駄に過ごした今日一日は、昨日死んだ人が、生きたいと切実に願った一日。

四つ葉のクローバーを見つけるために、三つ葉のクローバーを踏みにじってはいけない。

幸せは、そんな風に探すものではない。

覚悟とは暗闇の荒野に進むべき道を切り拓くことだ。

夜なのに僕が見えるのは青空。

あなたが生まれた時、あなたが泣いて周りが笑っていたでしょう。だから、あなたが死ぬ時は、あなたが笑って、周りが泣いているような人生を歩みなさい。

どうせいつかは死ぬんだから、いつ死んでも良い様に必死に生きとけ、やりたい事は沢山あったけど、必死に生きたから悔いはない。


生きたいと切実に願いながら、彼はこのような言葉の中にいのちを見つめ、生きる指標を私たちに遺してくれた。この言葉に出会ったとき、彼の今を超越した奥深い思惟を感じ、私は感嘆し、敬虔な気持ちになった。すごいと思った。


自分と他人をくらべるな。くらべたがるのはくらべることで楽になれると思い込んでいるからだ。あいつにくらべりゃ、俺なんかまだ幸せ者じゃんって。

でもそれは無意味なんだ。悩みを乗り越えるにゃ、自分から何か行動を起こすしかねぇ。思い通りにいかない現実に腹立てたりよ、哀しんだりすることもあるけどよ、それでもその現実に向かって苦しみを訴えてみせろ。

もし、どうしても他人とくらべたいってんなら、優しさをくらべてやれ。

誰にもまけねぇ優しい人間になれ。

自分で生まれたくて、生まれてくるやつなんていない。親や境遇を選んで生まれることなんかできない。

死にたくなくたって死はすべての人にかならず訪れる。

生と死は暴力だ！　誰も逆らうことなんてできやしない。
だが生と死の間、つまり自分の人生をどう生きるのかは自由だ。あんたは生きているんだ。生きてるというだけで幸せになる資格を持っている。そして、これからどうやって幸せってやつを作るか……その最大の目標に取り組むことができる。
苦しいことももちろんあるけど、救いってやつもかならずあるんだ。そう、今はうまくいかないだけなんだ。これから可能な限りの楽しいことを見つけて生きろ。
生きてくれ！　何があっても生きぬいてくれ。そして、どんな時でも自分が幸せになろうということをあきらめないでくれ。

（二十五歳の青年）

日頃がすべてだ。

（四十歳の男性）

母の祈り

佳代ちゃんクリスマスおめでとう！　思い出に残るようなステキなクリスマスを過してネ。
かなしい時、なぐさめてあげる。よくがんばっているね。いつも応援しているよ。

ママより

（三十九歳の母親より娘へ）

母の役がやりたい。

（三十七歳の母親）

先生、あのね、わたしは頑張り続けてきました。いろいろな治療をやり続けてきました。もうこれ以上頑張れません。でもね、家族のみんなの期待が大きいので、弱音が吐けません。それが一番つらいのです。

（二十七歳の母親）

三十二歳で二人の子どもを遺して旅立った女性の絵画や文章を集めて、彼女の父親が遺稿集『マコの足跡』を作った。彼はその中で次のように述べている。

この世に生を受けました。
誰も通るこの道を、命の道と名付ければ
長い道、短い道
デコボコ道にまがりくねった道。
みんな、みんな違う道。
いつかどこかで立ち止まり、そして振り返る。
大きな足跡、小さな足跡つけながら。

ある日、道が消えました。
命の道が消えました。
足を止め、歩むこともやめました。
四季の巡りは三十二回
よろこび悲しみ織りまぜて
生きた証は七色の虹の橋をかけました。

おりおりにすれ違った方々におくります。

どこで、あなたとお会いしたのでしょうか。

ともにタイムスリップして下さい。


　この本の中で彼女は、次のように語っている。


お見舞いどうもありがとうございました!!

失って初めてわかるもの……それは空気のようなもの……。

健康、普通の生活、家族の支え……そして、皆様のあたたかい心!

日々の生活に追われて、忘れかけていた様々な大切なコトを病気が教えてくれました。

今後も闘病生活が続きますが、ボチボチ頑張っていこうと思います。本当にあたたかいお心遣い、ありがとうございました。

梅雨の時期　さわやかな風
ジュンベリーの実も　もう終わりかな
今年はいっぱい実がなったから　鳥も食べきれないみたいで
まだいっぱい残っているね　前の家の青い屋根が太陽に照らされて
きれいに光って見える
月曜日にお医者さんがこられて　家族五人の前で
「家でみんなと過ごすのがいちばんいいよ」といわれた
こうやってベッドにいると　さわやかな風が
私を「よかったね」と言ってくれているような気がする
あのとき、子どもが私の手をぎゅっとにぎってくれた
私もぎゅっとにぎり返した
みんなが私をみつめてくれて
みんなが私を守ってくれて
私もみんなの顔が毎日みえるのが
とってもうれしい

（三十二歳の母親）

みんないっしょだね　これからも毎日いっしょだね
きょうもみんなの帰りが待ちどおしい
（四十九歳の母親）

「今」を生ききる

人生すべて無駄なものはない。

自分の今の場面がいつも最高になるようにしよう。二度とないいまだからね。

必要とされることに喜びがあり、生きているそのものがありがたい。

人生常に本番、平等に流れているのが「時」自分は大事にしているだろうか。

ゆっくりと命のセットをもとにもどそう。少しずつすこしずつ、ゆっくりとゆっくりと。

ひとの体は大自然　大宇宙の一部　そのリズムにあわせれば　もとの素体に還る　そのためには　楽しいリズムで生きること。

（四十九歳の男性）


自分の幸せは心の中に。

私が愚痴をいうと二十四時間愚痴が出るでしょう。でもね、聴く人の顔が曇るんですよ。そして、あの真っ青なお空が曇るんですよ。いつも笑顔でいたほうがずっと明るくなります。

（六十七歳の盲目の女性）

医療は医学という科学の限界点を承知した上で行うべきこと。死の方から生き方を見るのは間違い。生死に関する事柄は、今日を生きるという視点から、結果としてあちらに逝くがん患者の治療やケアを見直すべきである。

被災地に立って、自分の身を晒した時、「ああ、人間というのは大きな存在にぶら下がって生きているんだなあ。個人が集合すると人間になるんじゃないんだ。実は逆なんじゃないか」と思った。この想いは、考えて、得たものではない。ふっと湧いてきた。「ああ、そうか！」とストンとおちた。（六十四歳の男性医師）

生きるという光の見えないことは希望を失う。（五十四歳の男性）

財産は知識ではなく智慧を身につけるものである。読書から学ぶ。（シベリア抑留帰還の男性）

人工呼吸器もつけない、静かに家で終えたい。（七十二歳男性）

臨済宗の僧侶が編纂された『花筏』のあとがきの中で

今、花とゆっくり会話する心のゆとりを失っているのではないでしょうか。

珍しい花や、心入れの花を戴いた場合、亭主自らその花を挿さず、客に所望《しょもう》して活ける作法を茶道で「花《はな》所望《しょもう》」といいます。

この冊子を手にされた方、何卒あなたご自身の手で、あなたの心の器に花を活けてくださる事を、心より花所望します。

（臨済宗の僧侶）

私たちが置き忘れているこころのゆとりを取り戻したいものです。

先人たちの言葉

与えられた運命の先に、自分の人生を築いていく。それが人物というものであり、人物の条件である。

（安岡正篤）

東洋的な老いは人間完成に向けた熟成期なのです。年をとるほど立派になり、息を引き取る時にもっとすぐれた品格を備える。そういう人生でありたい。

（伊與田覺《いよたさとる》〈論語普及会学監〉）

私自身のいのちを思う言葉

〈実存と使命〉
生き甲斐とは自分のいただいた使命を果たすことである。
自分が役に立っている、生かされていると感じることである。
必要とされると感じることである。これこそが、実存である。

〈いのちの息吹〉
ここに存在していることに意味がある。そこには温もりがある。

〈つらさへの寄り添い〉
まるごと、そのまんま包み込んで、受けとめてくれる人が一人でもそばにおられることが大切と思う。

〈最期の祈りの会話〉
ありがとうね、おかげさまで。こころひとつに、合掌の世界。

〈私の人生モットー〉

ハングリー、感謝、興味をもつこと、リフレッシュ

〈人生の生き方〉

物事は必ず成就できるという気概を持って取り組むことが必要である。
人生は体積である。一日の満足度が高くなければいけない。
今日の一日は誰しも平等である。
心は鏡でなくゴム毬《まり》が良い。
愚痴は自分の心も体も傷つける。
人生はご縁の中から自分が感じて行動することから拓けてくる。
優しさは滲み出るものである。
希望は生きる力である。
病気を知って初めて知る世界がある。
死を看取ることは生きることの教えの場である。

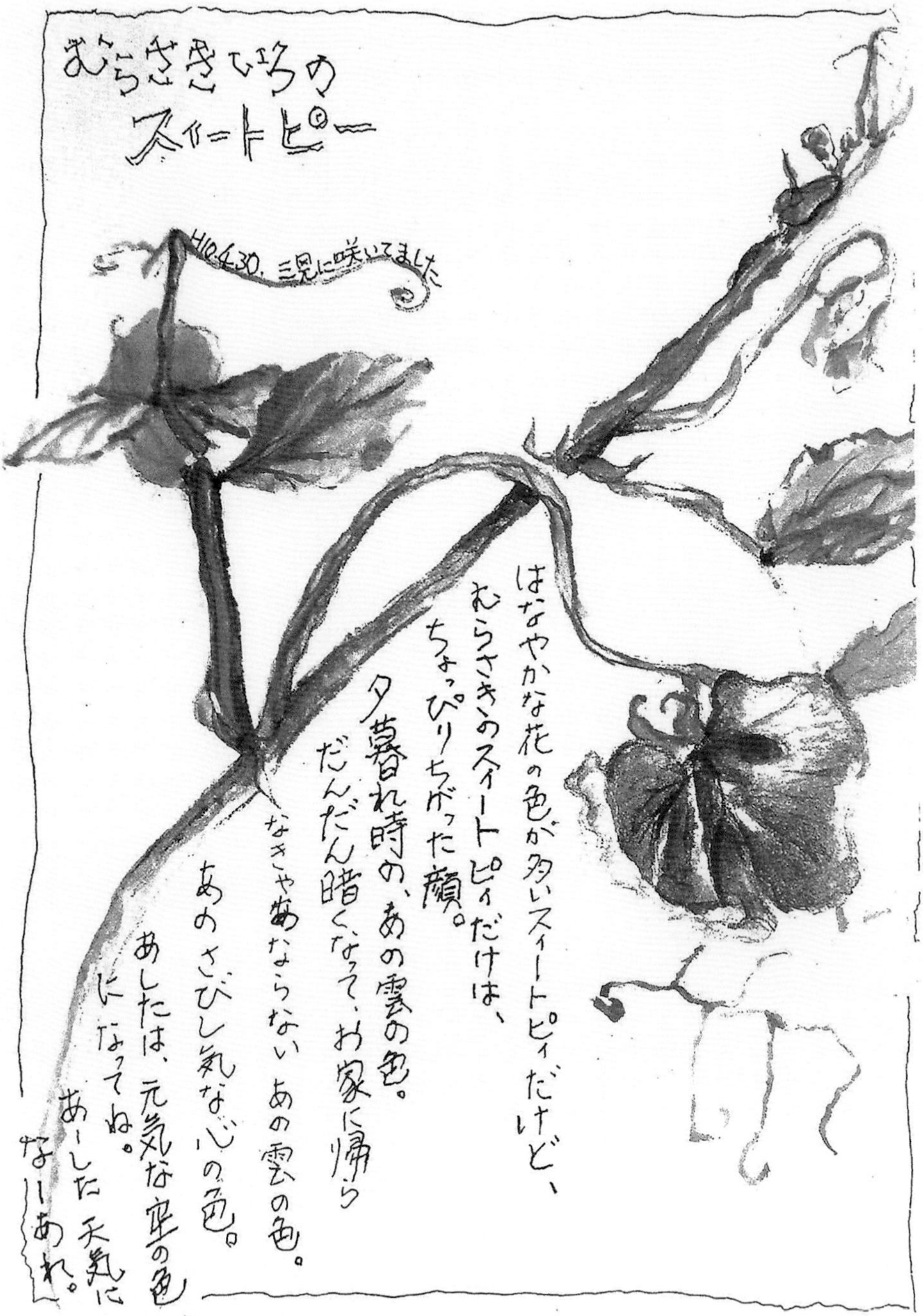
むらさきいろの
スイートピー
H10.4.30 三見に咲いてました
はなやかな花の色が多いスイートピィだけど、
むらさきのスイートピィだけは、
ちょっぴりちがった顔。
夕暮れ時の、あの雲の色。
だんだん暗くなって、お家に帰ら
なきゃならない あの雲の色。
あのさびし気な心の色。
あしたは、元気な空の色
になってね。
あーした天気に
なーあれ。

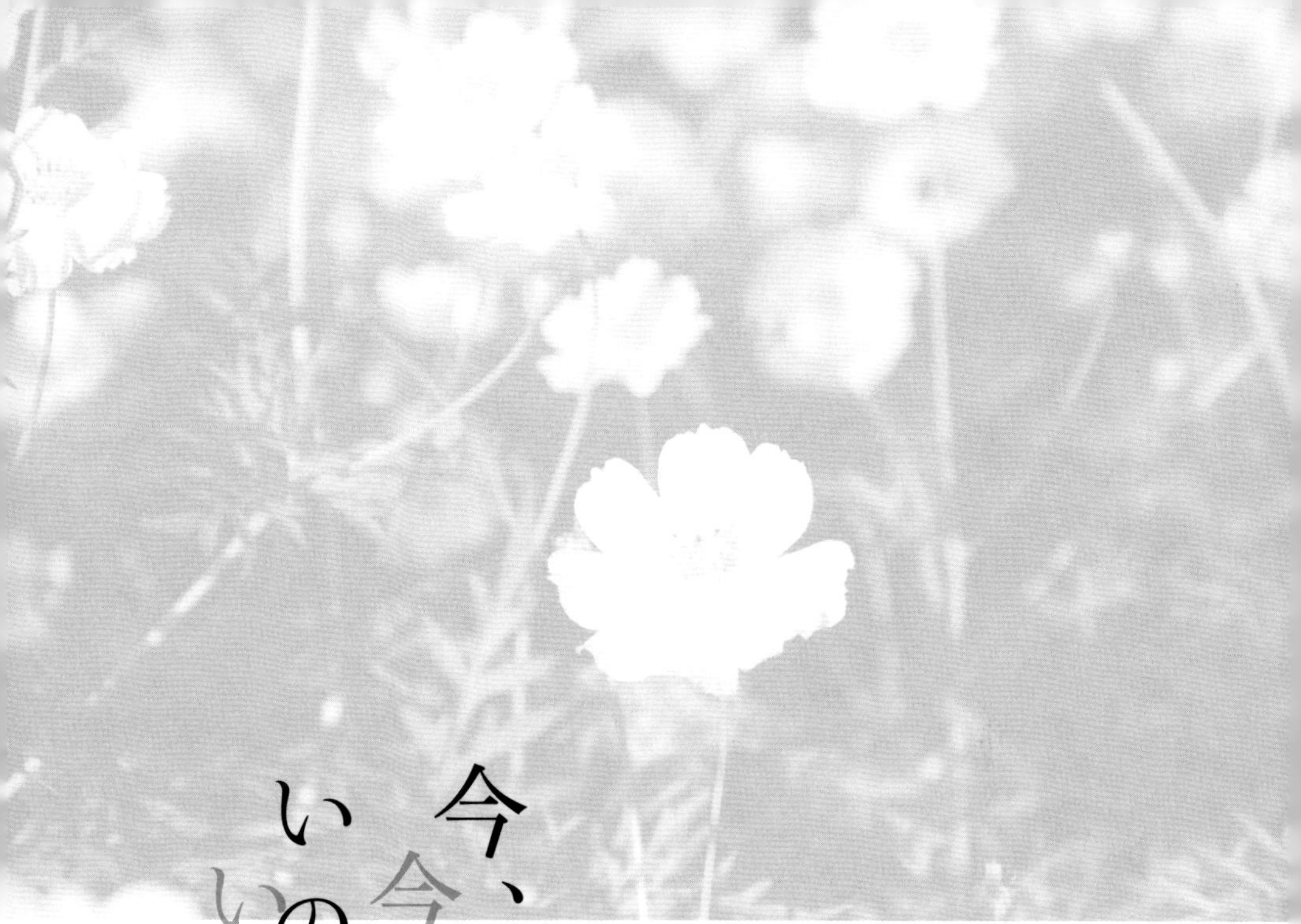

今、ここにある
いのち

今ここにある
いのち

蜂と神さま

金子みすゞ

蜂はお花のなかに、
お花はお庭のなかに、
お庭は土塀のなかに、
土塀は町のなかに、
町は日本のなかに、
日本は世界のなかに、
世界は神様のなかに。

そうして、そうして、神様は、
小ちゃな蜂のなかに

いただいたいのち

無限から有限へ、そして無限へ

私たち一人ひとりの生命の誕生はとても不可思議な世界の出来事である。不可思議とは数学的に言えば、数えられない、すなわち無限の世界からい、た、だ、い、たいのちということである。ただ単に卵子と精子の結合から生命が誕生したということにとどまらない。卵子が受精して生命が誕生することさえ、数億分の一の確率なのである。

ミクロの世界から大きく目を転じて、夜の空を見上げてみよう。北半球では肉眼でみえる星は一夜に八百個と言われている。星座にして八十八個である。古代ギリシャ人は星座に神話を重ね、夢を追いかけた。

宇宙はとてつもなく広い。地球は太陽系の一個の惑星であり、その太陽系が属している天の川銀河は二千億個の星の集団で、十万光年（一光年は光が一年かかって届く距離。約九・五兆キロメートル）の広がりがあり、惑星を持つ七百億個の恒星から成り立っているそうだ。そして、天の川銀河の隣にあるアンドロメダ星雲にたどり着くには、二三〇万光年かかるという。人間はとても行き着くことができない。

このとてつもなく広い宇宙のどこかには、人間と同じように生命をもらっている宇宙人が必ず存在すると思われる。しかし、たとえ私たちが宇宙人に出会ったとしても、私たちはそれが宇宙人と気づくことができるのだろうか。我々もまた宇宙人なのだ。

世界で初めて大気圏の外に飛び出した宇宙飛行士ガガーリンが「地球は青かった」と言ったこの星は、四十六億年前に誕生した。太陽のエネルギーの下で生命体が誕生し、そのいのちが進化しつづけ悠久の時を経て、今、私たちのいのちとしてあるのである。

古《いにしえ》より人間は問いつづけてきた。「我々は何処より来たりて、何処へ去るのか」と。

鴨長明も同じ問いを『方丈記』に残している。

ゆく河の流れは絶えずして、しかも、もとの水にあらず。淀みに浮かぶうたかたは、かつ消えかつ結びて、久しくとゞまりたる例《ためし》なし。世の中にある人と栖《すみか》とまたかくのごとし。（略）朝《あした》に死に、夕べに生るるならひ、ただ水の泡にぞ似たりける。不知《しらず》、生まれ死ぬる人、いづかたより来たりて、いづかたへか去る。また不知、仮の宿《やど》り、誰《た》がためにか心を悩まし、何によりてか目をよろこばしむる……。

『宇宙は何でできているか』（村山斉著、幻冬舎新書）を読むと、私たちの身体は超新星爆発のときに散った星くずでできているとある。太陽の内部では、水素が核融合反応を起こしてヘリウムに変換され、膨大なエネルギーを生み出し、その結果、ようやく炭素や酸素などの原子が作られる。地球のような惑星に、恒星の内部で作られる炭素や酸素などの元素が存在することは説明できない。それゆえ、巨大な恒星が寿命を終えるときに起こる爆発、すなわち「超新星爆発」により生成された元素が地球に存在し、その結果、私たちの身体を作る炭素が地球に存在すると説明してある。

人体は七割近くが水分から構成されているが、その水を構成する水素と酸素という元素は、一三八億年前の宇宙誕生直後にできたものと言われている。そして、私たちを構成している元素は、死によって宇宙に戻っているのである。それゆえ、私たちは宇宙の一部なのだということに気づく。

私たちの存在はポッとこの世に現れたわけではない。地球という星に生命体が出現して、進化し、我々の先祖が生まれ、その進化の過程に私たちがある。すなわち私たちのいのちは無限から有限へ、そして再び無限へ還るのである。この世に生を受けて人生を歩み、無限の世界に還るとするならば、有限の世界にある「今をいかに生きるか」という命題が与えられていることに気づく。

今、ここに

教育哲学者の森信三は、こう言っている。

人は皆、天から封書をもらって生まれている。その封書を開いたら、あなたはこういう生き方をしなさいと書いてある。

（『現代の覚者たち』、致知選書）

この封書を開くか開かないかがとても大事なことである。それは自分が何のためにこの世に生を受けたか、そしてどんな生き方をし、どんな使命を感じるかということの気づきである。私たちが生きていく上でとても大切なことは、自らの実存をいかに感じるかということだと思う。

胃がんで病床に伏していた山本兼山（雅号）は、病床で書をよくした。あるとき私に「私はなんらかのかたちで皆様のお役に立ちたい。私にはこの書しかありません。この書を暖簾《のれん》やタオルや湯のみなどに印刷して販売し、それをホスピスのために利用していただきたい。何かいい方法はありませんか」と尋ねた。私は出版を通して以前からよく知っている青海社の工藤さんに頼み、その書を本にすることにした。本の題名は『笑薬』である。その本を手にした彼はとても喜び、その後旅立たれた。

彼はその書の中で次のような言葉を残している。

「ひとの体は大自然　大宇宙の一部　そのリズムに合わせれば　もとの素体へ還る　そのためには楽しいリズムで生きること」

「ゆっくりと　命のセットを　もとにもどそう　少しずつすこしずつ　ゆっくりとゆっくりと」

「一日　一日を大事にしよう　体や心や魂を洗い流してゆこう　わたしのすべての大そうじ　すみから　すみまでていねいに　かくしごとのないように」

「天命を信じて　人事を尽くす」

「平等に流れているのが〈時〉　じぶんは　大事にしているだろうか」

「人生　常に　本番」
「自分の　今の場面が　いつも　最高になるようにしよう　二度とない　今だからね」
「人生すべて　むだな　ものはない」

このような言葉を死と向き合いながらしたためていた。『笑薬』には「がんと生きる一〇〇のことば」という副題をつけている。彼の言葉は、私たちが今をいかに生きるかという問いかけであり、彼は、自分が宇宙の素体に戻るということに気づいている。

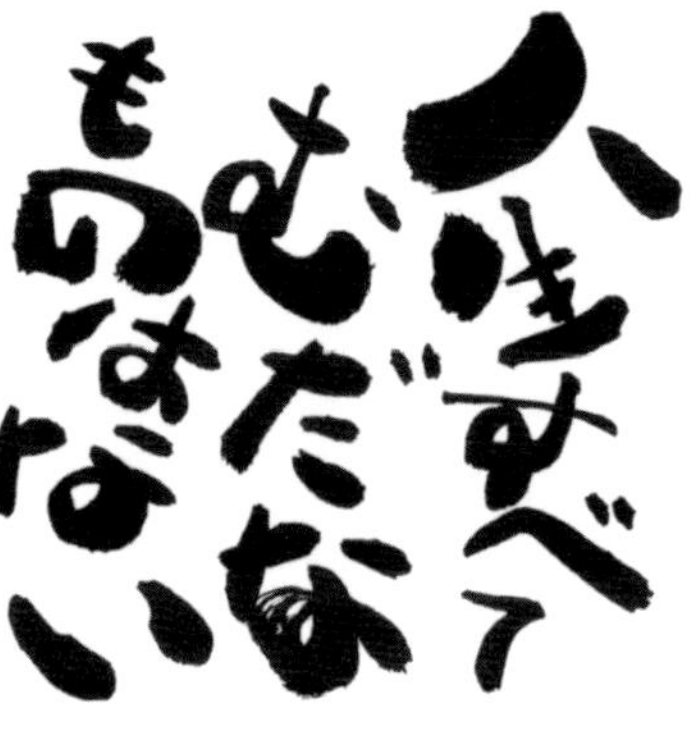

山本兼山『笑薬』より

森信三の言葉に「人生二度なし」とあるが、私はこれを「人生二度なし、人生無駄なし」として、山本兼山の素直な言葉を追加したい。私たちがいつも今を真剣に生きてきて、その上に今の自分が存在しているとすれば、人生に無駄なことは全くないということに気づかされるのである。

私たちが今、ここに存在しているということが、とても大切である。今、ここに存在すること、そのことに意味がある。私たち一人ひとりが、そのことに気づかなくてはいけない。

いのちの息吹

東の空の朝焼け雲が茜色に輝き始めるころ、夜露にぬれた野山の緑も曙光の中できらきらと輝き、露のしずくは美しい虹のリングとなっている。野の生き物は天の恵みを得て、ここに存在する。今を生きていることは、すべて天の恵みの中にある。

愛する人が病いの床に伏しているとき、彼女の息づかいは今ここに存在していることの証であり、家族にとってはかけがえのないいのちとともにある時間として流れる。その息づかいを、心穏やかに見つめることができれば、残される人にとっては大いなる慰めとなる。

大腸がんの女性は信仰心が篤いクリスチャンで、ご主人との生活に日々満足されていた。病気がわかり、治療を受けてこられたが病いは進行し、次第に体を蝕んできた。

「先生、もう多くを望みません。いろいろな医療的な処置をしないで、静かにこの世の生を終えていきたいです。口から食べられなくなっても点滴などはしないでください。自宅で最期を迎えたいです」

彼女は、ご主人との二人生活であった。痛みなどの症状を取り除いていたものの、次第に口から食べられなくなり、瘦せが目立つようになってきた。あと数日かなと思ったが、彼女はそれより二週間ぐらい頑張りつづけてくれた。

仏教に「四無行《しむぎょう》」という行がある。食べない、飲まない、寝ない、横にならないというこの行をつづければ、人間は十日目には死亡すると言われている。その中で一番いのちと関わるのが「飲まない」ことで、水分を摂らないと、人間の体の細胞は脱水に陥り、細胞死が起こっていのちを失うのである。

彼女は自宅のベッドに横になり、次第に眠りがちになっていったが、ご主人はこう言われた。

「家内が床に伏していても、玄関を入るとき、〝ただいま〟と言えば、暖かい空気が漂っている。言葉はなくても私のこころにはその暖かみが伝わりとてもホッとし、それは何にも代え難くうれしいことです」

これが、まさにいのちの息吹である。今を生きている証である。

彼女が旅立った後、ご主人はこう言われた。

「玄関を開けて〝ただいま〟と言っても、私の心には暖かいものが伝わってこない。妻の息吹が届いてこない」

私たちのいのちはまさに今、ここに在り、それ自体に大きな意味があるのである。

死という不条理

ご夫妻は長年月、農業を営んでおられた。妻は野菜作りが好きで、農作業をしながら生活を切り盛りし、台所に立つ働き者であった。

ある夏の暑い日、妻はいつものように田んぼの草引きをし、自宅に帰ったが、そこで体に変調をきたした。夫が妻を病院に連れて行くと、すぐに入院となった。精密検査の結果、右下腹部にしこりがあり、大腸がんの進行した状態であった。手術を受けたときには、リンパ腺や腹膜にがんが播種《はしゅ》した状態であった。

手術後、妻は食事が摂れるようになり一時的に快方に向かい、気持ちにもゆとりができて、日常の生活に戻ることができた。病気のことは頭にはなく、それまで通りこまめに夫や息子の世話をしていた。夫は妻がすっかり元気になった、だから家事に立つこと、畑に出ることも当たり前と考えていた。病気については深く考えず、妻を思いやることもあまりしなかった。

しかし、がんは少しずつ進行し、一年後には体力の衰えを感じるようになってきた。再入院後、私の元を訪ねてきた夫は、病気は治療をすれば治るものと信じていた。

「先生、何か方法があるでしょう? がんの治療をしてください。そうすればまた、元気になるでしょう。そのために病院を変わってきたのです。食事が摂れないのだから、カロリーが足りるように点滴をしてください」

妻はかなり痩せ、食事も次第に摂れなくなってきていたが、夫は本人が口にしたくないときも、無理やり口の中に食事を入れてでも食べるように強要する。しまいには妻は口をつぐんで、悲しそうな顔となった。病気の状態や妻の体調の悪化、いのちについて説明したが、毎日のように同じ質問と懇願の繰り返しであった。夫には妻の存在そのものが無くなることなどとても考えられず、医療がすべて解決してくれるものと信じて疑わなかった。

生きている妻の存在そのものが、いのちの息吹なのである。その気持ちは本当によくわかる。私はそっと見守ることしかできず、夫の求めることにできるだけ沿うようにした。

我々の死には三人称の死、二人称の死、一人称の死がある。三人称の死は他人の死、二人称の死は肉親、知人などの死、一人称の死は己の死である。

家族は、二人称の死に直面して悲しみが現実のものとなってくる。死が近いという不条理に気づくことになる。死という現実を避けたい、否定したい、なんとしても助けたいと思う。この世の存在が失われることは認めたくないという気持ちになる。柳田邦男氏は、医療者には、限りなく二人称に近づくようなこころのあり方が求められると言っている。医療者はその気持ちに限りなく近づくことが必要であるが、決して二人称の死に直面した家族と同じ気持ちにはなり得ない。

しかし、そのつらさを共有して、少しでも家族の気持ちを理解することが大切である。

ぬくもり

私の母は八十四歳のとき、脳梗塞から認知症となった。短期記憶が欠落し始め、トイレットペーパーをぐるぐる巻いて服のうちに入れ、家の廊下をぐるぐる歩き回っていたことを思い出す。

ある日、私が自分の書斎で机について仕事をしていたとき、母がドアを開けて、何か言いたそうな様子をしていた。私はつい、「今、忙しいからそこのドアを閉めとって」と言ってしまった。そのときの母の寂しげな顔が、今でもことあるごとに私の目の前に現れてくる。もっとやさしい声をかけて、「おばあちゃん、大丈夫かね」とでも言ってやれば、目元はもっとうれしそうであっただろう。本当に申し訳ない。認知症であっても、感情は普通にあるのである。

それから母は、七年間、自宅で寝たきりとなり、鼻腔カテーテルから栄養を摂り、言葉も次第になくなり、意思表示もできない状態で日々を過ごしていた。関節は次第に拘縮し、ベッドでおしめを替えるのもひと苦労となった。妻が世話をしてくれたが、時には子どもも一緒に母のおしめの処理を手伝ってくれた。

母は言葉を発することはできなかったが、子どもは祖母のおしめを替えることにより、人のいのちの大切さを知り、そこにいのちの存在、すなわちいのちの息吹を感じ、いのちの継承を学んでいたのである。また、それを通して、人に対する思いやりのこころも学んでいたと思う。

私たちのいのちの存在は、「今、ここに生きている」というぬくもりであり、それがいのちの息吹なのである。

東日本大震災・・喪に服す

東北からのメール

平成二十三年三月十一日の東日本大震災では、多くの方が被災された。五月に石巻に救護に行き、避難所を回りながら、被災者の皆さんの話をうかがった。

生死の境は紙一重、津波に流され、首まで水に浸かったが生き延びられた方。妹が流され、救うこともできず、鎮魂の中にある方。未だに行方不明でお骨さえ拾えない、線香を立てる場所もない、深い悲しみにある多くの方々。大津波の中、右手で鉄柱をつかみ、流されてきた年配の婦人を左手でつかんでいたものの、濁流の勢いは強く、とうとう手から引きはなされて婦人が流されていったことへの自責の念にある方。

家業の店が基礎から壊され、ご夫妻で津波から逃げる際に、だれの家かわからないが二階に駆け上がり、かろうじて助かった方。ご主人は、一時は生きる希望を失いかけていたが、三日後に娘が生きていることがわかり、もう一度頑張ろうという生きる希望が湧いてきたと言われた。

生き延びた年配の女性と少し知的障害のあるお孫さんが避難所におられたが、被災した家の片付けも二人ではままならず、「あのとき、いっそ二人とも流されていたほうがよかった」と涙される。二人を守ってくれるものが欲しいと訴えるお孫さんに、たまたま持っていた金比羅様のお守りをバッグから取り出し、そっと彼女の手に渡して「きっと守ってくださる」と告げる。そして、山口の地から、掌で握りしめられるほどの大きさの阿弥陀像を送り、きっと二人を守ってくださるとお手紙をさし上げた。

震災後三カ月経った六月、日本死の臨床研究会の会員である佐藤美希先生からメールが届いた。

三月二十四日付けの文章、遅ればせながら最近目にいたしました。もう、震災から三カ月経ちますが、私および私の家族の状況の報告、またその中で感じたことも含め、お伝えさせていただきたくメールいたしました。私は三人目の出産を二週間後に控え、産休中で、塩釜市で被災しました。家屋は家財が多数倒れた被災でしたが、倒壊はしませんでした。すぐにライフラインが途切れ、市内に一晩中大津波警報が流れました。上の二人の子どもをつれ、同じ市内の高台にある夫の実家に避難しましたが、臨月では子どもたちを一人で守ることもできず、多くの人の力を借りて生活をしました。子どもはそのまま二十六日に出産し、今月より仕事復帰した次第です。

私の父方の実家は女川町《おながわ》です。海沿いのマリンパルという交流センターのすぐ裏にあり、震災から数日後の河北新報一面に女川町壊滅の写真を見て、愕然《がくぜん》としました。避難生活中で、子どもたちの前で泣くこともできるだけしたくなかったのですが、そのときは流れる涙を抑えられませんでした。

出産を楽しみにしてくれていた、叔母、従姉妹やその子どもたち、本家の親戚たち、五人がいまだ行方不明です。一カ月くらいの間はどこかで生きていると信じたかったのですが、一カ月経つころから、早く見つかって欲しいと思うようになりました。

「どんな最後だったんだろう」「どれだけ苦しかったのだろう」ばかりを考え、テレビでたまたま流れた震災関係の番組のコマーシャルだけでも見るのもつらいところです。感情的には、何も復興には結びついてない心境です。故郷や自分のルーツとなるものを亡くしてしまい、自分の根っこが無くなった浮遊感のような感じです。

ただ、今回のことで、「喪に服す」ことがどれだけ大切か、と痛感しています。死への準備ができる、遺体がある、遺影がある、故人を偲ぶために集まる場所がある、人がいる、お墓がある、そして四十九日の間、悲しんでいても許される……。そのなかで日本人は死を受けいれていっていたのだと。

今回の被災では、同時に複数の身内を失い、かつ、喪に服す時間も場所も人もなくなり、復興にむけての空気のなかで、ただただ悲しむことだけをすることもできずにきました。被災者同士、お互い悲しみを抱えているので、更に相手に負担をかけられないと、悲しみを話す相手も同じ地区の中にはいないのも現状です。これが、仮設住宅へ入り、さらに孤立する環境になっていくなかで、悲しみや無力感がますます深くなると懸念しています。これから先、多くの遺族が先延ばしにしてきた喪の作業を、納得いくまでできるだけの時間を被災地に欲しいと思います。

私は今月より仕事復帰し、仕事のなかで、なにか自分のできることを見つけていければと思っております。それが私のリハビリになるものと思っています。

返事をさし上げた。

この度は、震災後の貴女様のお気持ちを丁寧にメールして下さり、本当にありがとうございました。メールを読ませていただいて、涙が出て、メールの文字も霞んでしまいました。本当におつらい日々を一日、一日前に進んでおられる姿にどのように声かけしてあげることができるのかと考えます。

新しいいのちの誕生、すこやかに大きく育ててあげてください。女川町のご親戚の皆様が被災され、未だに行方不明とのこと、本当におつらいと思います。皆様方が一日も早く、肉親の元に還られることを祈るばかりです。こころの悲しみを癒すことのできることが、一日も早く訪れて欲しいと思います。また、「喪に服する」ことの意味と大切さをお教え下さり、本当にありがとうございます。

私も五月に、石巻に救護に行ってまいりました。渡波《わたのは》地域に参りましたが、避難されておられます渡波小学校、公民館、保育園、中学校の巡回診療を行いました。中学校などは、まだ電気や水道もなく、とても不自由な中で生活されておられました。お一人おひとりと向き合いながらお話をお聴きする中で、生き延びられたことの現実が、死との紙一重であったことを知りました。

皆様のお話を聴きながら、生活する希望を持っておられる方は前を向いて頑張られるのですが、先の希望の見いだされない方のつらさのこころへの寄り添いがとても大切だと感じました。これから本当に弱い立場にある皆様が生きる希望を見いだせるような支援が大切だと思いました。

山口に帰りまして、お話ししてくださった方々へお手紙などをさし上げながら、少しでも前を向いて歩いて欲しいと思いました。皆様が苦しみの中にも幸せをつかんでほしいとつくづく思いました。貴女様のメールを頂き、本当に心のケアの継続した関わりが必要であると教えていただきました。

日本死の臨床研究会としても貴女様のメールから学ぶことがとても大きいと思います。仕事を通じて、天からいただかれた使命をはたされ、家族の愛に支えられ、前を向いて進んでいただきたく思います。

佐藤先生から返信のメールが届いた。

丁寧なお返事ありがとうございました。読んでくださったんですね、本当にありがとうございました。先生も石巻地区にきてくださったとは、きっと多くの人の気持ちが多少なりとも軽くなったのではないかと思います。厳しい現実のなか生きている方が沢山いらっしゃったことと思います。先生の「生活する希望を持っておられる方は前を向いて頑張られるのですが、先の希望の見いだされない方のつらさのこころへの寄り添いがとても大切だと感じました。これから本当に弱い立場にある皆様が生きる希望を見いだせるような支援が大切だと思いました」に強く共感します。

テレビでの報道の陰に希望を見出せない人が多くいること、その人達がそんな自分を責めてしまっている、時間をかけていい、まだ復興できなくていい、と言って欲しい人が多くいます。

私の叔父（行方不明の叔母の夫）が、震災後三カ月を前に、一昨日亡くなりました。行方不明の叔母を捜し続け、肺炎を繰り返していたようです。不謹慎ですが、遺体があって、線香をあげることができて良かったです。仮設住宅ですが、集まって偲ぶことができ、よかったです。叔父は叔母や娘、孫のそばにいけてよかったです。残されたほうは悲しいですが、でも叔父は亡くなった家族全員分を代表して、骨を拾わせてくれたのだと思います。

先生より頂いたメールで、私の気持ちも少しずつ溶けていけるような気がしています。ありがとうございました。先生をはじめ、研究会の方々には、長期的なご支援お願いしたいです。
先生もお体お気をつけ下さいね。では、失礼いたします。

私からの返信。

叔父様が震災後、ご家族の皆様を探し続けられた後、体調を崩され、お別れされたとのこと、とても切ない気がします。

私が石巻に行きましたとき、渡波中学校でお話をお聴きしました。食堂をされていた七十歳代のご夫妻が、津波が来て、一生懸命に走り、どなたの家かわかりませんが二階へ上がる階段が見え、必死に二階へ駆け上がり、胸まで水に浸かりながら助かったことを話してくれました。お店の土台もやられたが、三日後に娘が元気でいることがわかり、もう一度お店を再建しようという気持ちになったと言われました。

せっかく生き延びることができたいのちだから、避難所の生活でいのちをなくしたくないと言われたことを思い起こします。このご夫妻の話とだぶって、叔父様が心の拠り所とされるご家族の喪失が、いかに大きく叔父様の生きる希望を失わせたのかと思いを馳せますと、とても言葉では言い表せないほどつらく、切なく感じます。

貴女様が、叔父様のご遺影に向かわれた時の悲しみとつらさを思い浮かべますと、言葉がありません。是非、乗り越え、あたらしい子どもさんのいのちの誕生が皆様の生まれ変わりと考えられ、大きく育んであげてください。叔父様のご冥福をお祈り致します。

十月に佐藤先生にさし上げた私のメールに対して、ご返事が届いた。

お久しぶりです。丁寧なメールをありがとうございました。あの時の先生からのお返事は、私の心の支えとなり、なんとか今日までくることができました。

死の臨床研究会の参加は、今回できませんでした。

故郷の女川へ行くこととなり、残念ながら見送りました。先生へ直接お礼をお伝えしたかったのですが、それもできず、ずっと気になっておりましたので、今回メールをいただけて大変ありがたく思います。

その後、行方不明の親戚のうち、生きていれば今年高校入学が決まっていた子が見つかりました。決め手は体育着でした。それ以外の親戚は変わらず行方不明のままですが、葬儀を行い、家族一同前に進むことを決めました。私は、亡くなった家族に動かされるかのように、近隣の仮設住宅へできる範囲で支援活動を始めました。

そのなかで、ありがたい出会いもありました。それもすべて、この震災がつないでくれた縁なんだろうと思います。

下手な文ですが、先月職場の新聞に投稿した文章を添付します。

でてくる少女の姉が、上に記載しました子です。私より何倍も何百倍も苦しみのなかにいます。私はこの子が大人になるまで、ずっと見守ろうと思っています。

私は、今年リハの専門医試験を受けようと思っています。これは私の前に進む努力目標です。それが済んだら、在宅緩和の分野に足をいれようかと思っています。

いつか、元気に先生にお会いできますこと、楽しみにしております。先生もお体ご自愛ください。

佐藤先生が職場の新聞に投稿した文章です。

宮城県沿岸部に女川町という人口一万人の小さな町があります。東日本大震災が起こった三月十一日、大きな津波に町がのみ込まれました。死者行方不明者約千人、自宅全壊率七割。多くの人が大切な家族を失い、自宅を失い、思い出を失い、故郷を失いました。

女川町のある小学校には、校庭にヒマラヤ杉が立っています。津波でも倒れることのなかった大きな木です。津波がきた日の数日後、校長先生が生徒達を集め「なぜ、この木が倒れなかったと思いますか？」と問いました。ある男の子が「根っこがしっかり張っているから、負けなかったんだと思います」と答えました。祖母、母、姉を津波で失った女の子が、「何千人もの卒業生や多くの人たちに優しく、温かいまなざしで見つめられてきたから、負けなかったんだと思います」と答えました。

東京新聞に先日この記事が載りました。この女の子の母は、私の従姉妹です。優しいお姉ちゃんでした。女川は父方の故郷で、よく遊びにいった思い出の地です。

あの時私は産休中で、二週間後に長男を出産しました。子ども達を守るのに必死で、あの時の私は何もできずに過ごしました。それがものすごく苦しく無力な日々で、仕事に戻ってから、何か少しでも、できることはないか、考え続けるようになりました。きっと、世話好きの叔母や従姉妹が生きていたら、笑顔で困った人たちに手を差し伸べていただろう、誰かの肩を抱きしめていただろう、と思うのです。

三月十一日から半年が過ぎようとしています。あの時生まれた長男も五カ月になりました。笑顔を振りまき、寝返りをうっています。私は、この子が大きくなった時、大きな悲しみの中での希望を信じさせてくれたこと、そして、どれだけ多くの人に守られて、生まれてくることができたことを伝えようと思うのです。

あの時から凍りついて、とげとげしくなった私の心も、半年が過ぎようとして、多くの優しさにふれ、溶け始めそうです。

先日、このヒマラヤ杉のふもとの仮設住宅へ行きました。強く凛と立つヒマラヤ杉から優しい光が注ぎます。「強いから優しくできる」。でも「優しいから強くいられる」。

被災地にこれからも、たくさんの優しさがあふれますように。

東日本大震災から多くのことを教えられた。いのちの大切さ、生きる意味、生きる希望がいかに大切であるか、佐藤先生とのメールのやりとりで、本当に多くのことを教えていただいた。私たち一人ひとりがいつまでも忘れることなく、被災地の皆様方に思いやりとやさしさの眼差しを持ちつづけたいと思う。

大きな存在の中のいのち・・岡部健医師が遺した言葉

一九九七年に宮城県名取市で岡部医院を開設した岡部健医師は、そこで、本格的に在宅緩和ケアを専門とする在宅療養支援診療所とした、我が国の在宅医療の草分け的存在である。

「緩和ケアは、医療における最終目的の大きな転換であると考えている。緩和ケアの目的は、個々の患者の残された時間のＱＯＬ（生活の質）を最大限に向上させることではないか。緩和ケアは医療だけではなく、福祉的側面との複合体である。現状の緩和ケアはホスピス病棟、緩和ケア病棟、病院の中で医師と看護師で行われているが、在宅の中では介護との連携は必須である。ＱＯＬ評価を軸として、医療と介護の有機的結合をはからなければならないと思う。看取りの機能を医療者から一般社会に戻し、在宅での死の看取りから生まれたタナトロジー（死生学）の形成も重要と考えている」

と彼は述べている。一九九九年には医療グループ・爽秋会を設立し、訪問看護ステーション、居宅介護支援事業所、訪問看護事業所などを併設し、医師、訪問看護師、ケアマネジャー、ヘルパー、薬剤師、作業療法士、ボランティア、チャプレンなどが有機的に関わり、住み慣れた我が家での患者・家族に寄り添う医療、看護、福祉、介護を提供してきた。

二〇一〇年に進行胃がんが見つかり、自らも治療を受けながら患者さんの治療を行ってきた。その彼を二〇一一年三月十一日、東日本大震災が襲った。

岡部医師とは日本死の臨床研究会や日本ホスピス緩和ケア協会、あるいは講演会などでホスピスや在宅ホスピスケア、死生観などについてそれまでも話す機会があった。彼が次第に体力の衰えを感じ始めた二〇一二年六月、彼から私と話がしたいという連絡が入り、七月一日に仙台市の彼の自宅を山﨑章郎《ふみお》さん(ケアタウン小平クリニック院長)、山室誠さん(岡部医院仙台院長)、清水千世さん(坪井病院看護部長、副院長)と一緒に訪れた。

がん性腹膜炎のため食事がなかなか進まず、痩せが目立っていた彼が玄関まで迎えに出てくれた。応接間のソファに横になりながら、彼は自分の死生観や我が国のホスピスのあり方などを語ってくれた。彼の言葉は、深い洞察力が備わり、日本文化、宗教、医療の幅広い知識に溢れていた。その知識の深さに敬服するばかりであった。彼は、自分の死を前にして感じることを、静かな口調で次のように語った。

医療は、医学という科学の限界点を承知した上で行うべきである。根拠に基づいた医療(Evidence-based medicine, EBM)の悪い点は、観察対象になっていない事象は、存在しないことになってしまう点である。たとえば、自分が今、排便がスムーズにあることがとてもありがたいと感じるが、EBMの「排便あり」、「排便なし」の二択では、「自然排便とはなんと素晴らしいことなんだろう」という私(岡部)の気持ちは、存在しないこととして消えてしまう。

また、我が国は外国のガイドラインや教科書を持ってきて、それに当てはめようとする傾向にある。緩和医療において、薬物療法は世界共通だが、それ以外の項目はすべて各国で異なっている。介護福祉関係は法律が異なるし、死生観についても文化が異なる。

外国の方法が、日本にそのまま当てはまるわけがない。日本の緩和医療の源流は、結核療養所にあると思われるので、そこに求めるのがよく、外国のホスピスに求めるのは間違いではなかろうか。結核の場合は、病名や病状が徹底して伝えられていたから、患者は病気について死ぬことも含めて知っていた。しかし、がんにおいては、真実を知らせなかったので（患者が病気について何も知らなかったという点で）、がん治療から始まった日本の緩和医療のあり方は、結核療養所とは大きく異なると考えられる。

人間の生き方や生活と自然との調和（ecology）まで含むホスピス運動を、医療という狭い世界に閉じ込めたのが、本邦の緩和医療である。そこに間違いがある。


死のほうから生き方を見るのは間違いである。生死に関する事柄は、今日を生きるという視点から、結果としてあちらに逝くがん患者の治療やケアを見直すべきである。お葬式の方法や看取りの方法も世界中で、その国や地方により全く別々なのだから、「死」のほうから「生」を見れば、バラバラになってしまう。むしろ、人が「生きる」という視点から、死を「生死の繋がり、あるいは生の連続帰着点」と考えて対応したほうが良い。

人間も自然に生きる地球上の生物の一つであり、人間を超える大きなものによって、あらかじめ遺伝子に組み込まれている現象の一つとして「お迎え」も「お知らせ現象」もある、と考えるのが最も素直で、説明がつく考え方だと思われる。

「お知らせ」とは遠くの身内に、夢や予兆など何らかの形で現れて自らの死を知らせるような現象をいう。たとえば親父が夢枕に立ったので、急いで帰省したら亡くなったというようなことである。

この度の東日本大震災の被災地、亘理《わたり》町の荒浜《あらはま》に立った時に感じたのは、「合理的にものを考えられる場所も、空間も、時間もない、まるで空襲で爆撃を受けたような状況」だった。

そこに自分の身を曝《さら》したら、「ああ、人間というのは、大きな存在にぶら下がって生きているんだな。個人が集合すると人間になるんじゃないんだ。実は逆なんじゃないか」と思った。この想いは、考えて得たものではない。ふっと湧いてきた。「あ、そうか!」と体にストンと落ちてきた。あの場では、物を考えるはずの自我そのものが破綻していた。破綻した時に何が人間の心を支えられたのかと言ったら、人間とは大きな「いのち」に繋がっているもんなんだ。「俺が死ぬなんてことは、本当にちっぽけなことなんだ」というようなことが、リアルな感覚として自らの中から湧き出てきた。

これは非常に不思議な感覚だが、被災地に立った多くの人の共通体験でもある。これは集合的無意識論と言うべき現象だと考える。

自分がこのような病気になり、死と対峙する時、人間、病気になって弱ってくると意識が変わる。まず欲求がなくなって、どんどん悪くなるにしたがって植物化する。

体重が強烈に落ちて行く時に、だんだん欲求がなくなっていって、苦痛は無く、生きていたいという欲求もなく、いわゆる涅槃《ねはん》に行っちゃう。恐怖も、不安もない（震災の時に感じた、自分はその一部であるという）大きな生命体と一緒になっちゃうという感覚に近い。死んでいく前に苦痛や恐怖がないというプログラムが人間に組み込まれているとすれば、これは、次の世代に伝達することはできない（後天的な獲得形質として子孫に伝えることはできない）。

なぜ、人間には死んでいく前に苦痛や恐怖がないというプログラムが組み込まれているんだろう、と考えると、そこで神様を感じた。

彼の言葉一つ一つが重く、考えさせられる。

（「日本死の臨床研究会会報誌」より）

東日本大震災を想う

東日本大震災から三年九カ月の月日が過ぎました。今回の未曾有の大災害により被災された方々に哀悼の意を表します。

当時、日本死の臨床研究会として被災された皆様方にどんな支援ができるかを考え、現場で様々な形で支援するには限界があると判断し、研究会として会員の皆様に義援金のお願いをいたしました。皆様から心あるご寄付をいただき、日本赤十字社を通じて被災地の皆様にお送りしました。

死の臨床のニューズレターに被災地の皆様の状況をお知らせいただく中で、坂総合病院の佐藤美希先生からのお手紙を拝見し、また大船渡病院の村上雅彦先生にお会いして、「希望の見出せない中で生活されている方々の心のケアの継続、震災を忘れることのないように研究会で取り組んでほしい」との思いをお聞きし、研究会として震災関連予算をつけ、二〇一三年、二〇一四年に震災関連特別企画を計画し、佐藤美希先生、村上雅彦先生に講演していただきました。

佐藤先生の講演「喪に服すること」の中で、「複数の身内を失い、かつ喪に服す時間も場所も人もなくなり、復興に向けての空気の中で、ただただ悲しむことだけをすることもできずにいた方は多く、また、被災者同士、お互い悲しみをかかえているので、更に相手に負担をかけられないと、悲しみを話す相手も同じ地区の中にはいないのも現状です。これが、仮設住宅へ入り、さらに孤立する環境になっていくなかで、悲しみや無力感がますます深くなると懸念しています。これから先、多くの遺族が先延ばしにしてきた喪の作業を納得いくまでできるだけの時間を被災地に欲しいと思います」とのお話に胸が痛み、とても言葉では言い表せない悲しみを感じます。

（中略）

村上先生は災害でお母さまを亡くされたのですが、そのつらさに浸る暇もなく、ＤＭＡＴ（日本における災害時派遣医療チーム、Disaster Medical Assistance Team）の活動、限られた範囲での病院機能の維持、終末期の患者さんに向きあわれ、頑張り続けてこられました。自らが被災後の悲嘆の状況で、喪失感と自責感に今も悩まれている話をお聞きし、当時を思い出されて涙されるお姿に、これからもお声かけしつづけなければいけないと感じます。

いまだ、地域は仮設住宅の生活がつづき、原発事故にて故郷を奪われた生活、二五〇〇名以上の方が行方不明で、その方々の魂はさまよっておられます。

岡部健医師は自らのがん闘病の中で、自らの診療所の看護師が患者を助けようとして津波に飲み込まれ亡くなられたこと、震災後の海を見つづけ、死に逝く人への「死への道しるべ」が必要であると考えられ、最後の命をかけて、臨床宗教師の育成を訴えつづけられました。

この被災に際し天皇陛下は「海外においては、此の深い悲しみの中で、日本人が、取り乱すことなく助け合い、秩序ある対応を示していることに触れた論調も多いと聞いています。被災した人々が決して希望を捨てることなく、身体を大切に明日からの日々を生き抜いてくれるよう、また、国民一人ひとりが、被災した各地域の上にこれからも長く心を寄せ、被災者とともにそれぞれの地域の復興の道のりを見守りつづけていくことを心より願っています」と仰せられています。

私たちは東日本大震災から多くのことを学び、忘れることなく、これからも被災地の皆様が生きる希望を見出されるように、支援し祈っていくことが大切だと考えます。自分でできることをどんな些細なことでもつづけていきたいと思います。

人生は体積である

神戸のホテルの三階にあるスナックのカウンターで、麦酒を飲みながら窓越しに外を眺めていると、東門街の雨の中を行き交う人の流れに人間模様が見えてくる。

一人で前屈みにすたすた歩いて通り過ぎていく中年の男性。とてもふくよかな女性がお腹を突き出し、背筋を伸ばしてゆっくりと通り過ぎていく。台車に麦酒樽を載せて下っていく若い男性は、しばらくして空になった台車を押しながら小走りに上っていく。肩を抱き合う若いカップル。

ホテルの前の洋装店は、午後九時を過ぎても開いている。店主が一人、時間をもてあましながらマネキンにドレスを着せている。夜遅くまで開いているのは、街のホステスさんたちがドレスを注文するからだという。

雨に打たれたガラス越しに見える北野フェニックスビルは、たくさんのバーなど飲食店が入っているのだろう。店から帰る客を送ってママが通りまで出てきて、丁寧に挨拶している。振り返りながら頭を下げる客や、背中を見せたまま挨拶代わりに左手を挙げて去っていく客もいる。ママはジーッと目線で追いかけている。そしてしばらくすると踵《きびす》を返して、ビルの中に消えて行く。見送りながら何を考えているのであろう。

そこには今を生きる人の様々な人間模様がある。みんな今を一生懸命に生きているのである。歩く姿一つ一つに、様々な人生のドラマがあるのだろう。行き交う人の姿に想像がたくましくなる。

スナックは、マスターとホステスの二人で開いている。阪神淡路大震災のときのことをマスターに尋ねると、この周辺も全て崩壊したそうだが、今ではその惨状の形跡もない。ホステスさんは震災のときは小学生だったが、今でもフラッシュバックして、ポートライナーなどには怖くて乗れないという。

緩和医療学会で、岩手県にある大船渡病院の緩和医療科の村上医師からお話をお聞きした。お母さんをこの度の震災で亡くされていた。

今、希望が持てる人は前を向いて歩き始めている。しかし、ひっそりとひたすらつらさに耐えて、気持ちを表出されない人も少なくない。長く継続するこころの支援が必要だ。いつか、再び起こると予測されている震災に備えて、災害時への対応だけでなく、我々にどんなことができるか、継続して取り組んでほしい、と言葉少なに語られた。

がんなどの病気のように、残された時間の中で、自分の置かれたいのちと向き合うことができる場合と、東日本大震災のように瞬時にしていのちが失われる場合がある。言葉を交わすこともなく、突然、大切ないのちを奪われた家族は悲嘆の底に突き落とされる。

イギリスの作家サマセット・モームが言っている。統計で一つだけ間違いがないのは、「人間の死亡率が一〇〇%である」ということだ。死は、生きとし生けるものの宿命である。

当たり前に過ぎていく日常の中で、死は意識下にある。病気になっても、治療し、健康を取り戻し、日常生活に復帰することを望む。たとえ病いが慢性疾患であっても、死を意識せず日々の生活を送ることが多い。日常生活を当たり前のことのように感じている。

がんなどのいのちを脅かす病いをきっかけに、それまで気にも留めなかった死に直面し、改めて自分の人生を考え、生きている意味、生かされている自分などに思いが至る。私たちは日々の生活の中で、何をもって幸福感、満足感を得ているだろうか。一人ひとりのこころの持ち方で、幸福感も満足感も変わってくるであろう。それゆえ、当たり前に過ぎていく日常生活の中にこそ、幸福感、満足感が大切になってくる。

私は「人生とは体積である」と思っている。その尺度は、「一日の満足度×年齢」である。一日の生活の中で不平、不満、愚痴、批判など相対世界で自分を正当化し、相手を誹謗していると、心は貧しくなり、一日の満足度は低く、いくら長生きしても体積は増えない。

逆に「おかげさまで」、「ありがとう」というように、いつも日常生活の中で報恩感謝の気持ちがあれば、こころは穏やかになり、満足感も大きくなる。そうすれば、死が突然訪れても体積は大きくなる。

日ごろがすべてだ

三十年前、ある四十歳の男性が心筋梗塞で救急入院した。当時は現在ほど心臓カテーテル検査や処置がなされておらず、循環器科の医師が懸命に治療したが、その甲斐もなく次第に心不全状態となり、血圧が低下しはじめた。

いがぐり頭の二人の小学生の男の子が、お母さんに連れられてベッドサイドにやってきた。

私は彼が、たぶん息子に次のように言うだろうと思った。

「お母さんの言うことをよく聞いて、頑張って勉強するんだよ。みんなで力を合わせて仲良くやっていくんだよ」と。

しかし、彼は意識が薄れていく前に子どもたちに一言伝えた。

「日ごろがすべてだ」

これ以外の言葉はなかった。

私はすごい、すごい生き方だと思った。三十年経った今も、その場面を思い出す。日々の生活の中にこそ、父としての教えがあり、改まった別れの言葉は無いということだ。彼が四十歳の生涯を終えていくとき、自分の生き方に満足されていたと言える。死に直面してこのような気持ちになる生き方がとても大切であることの教えである。

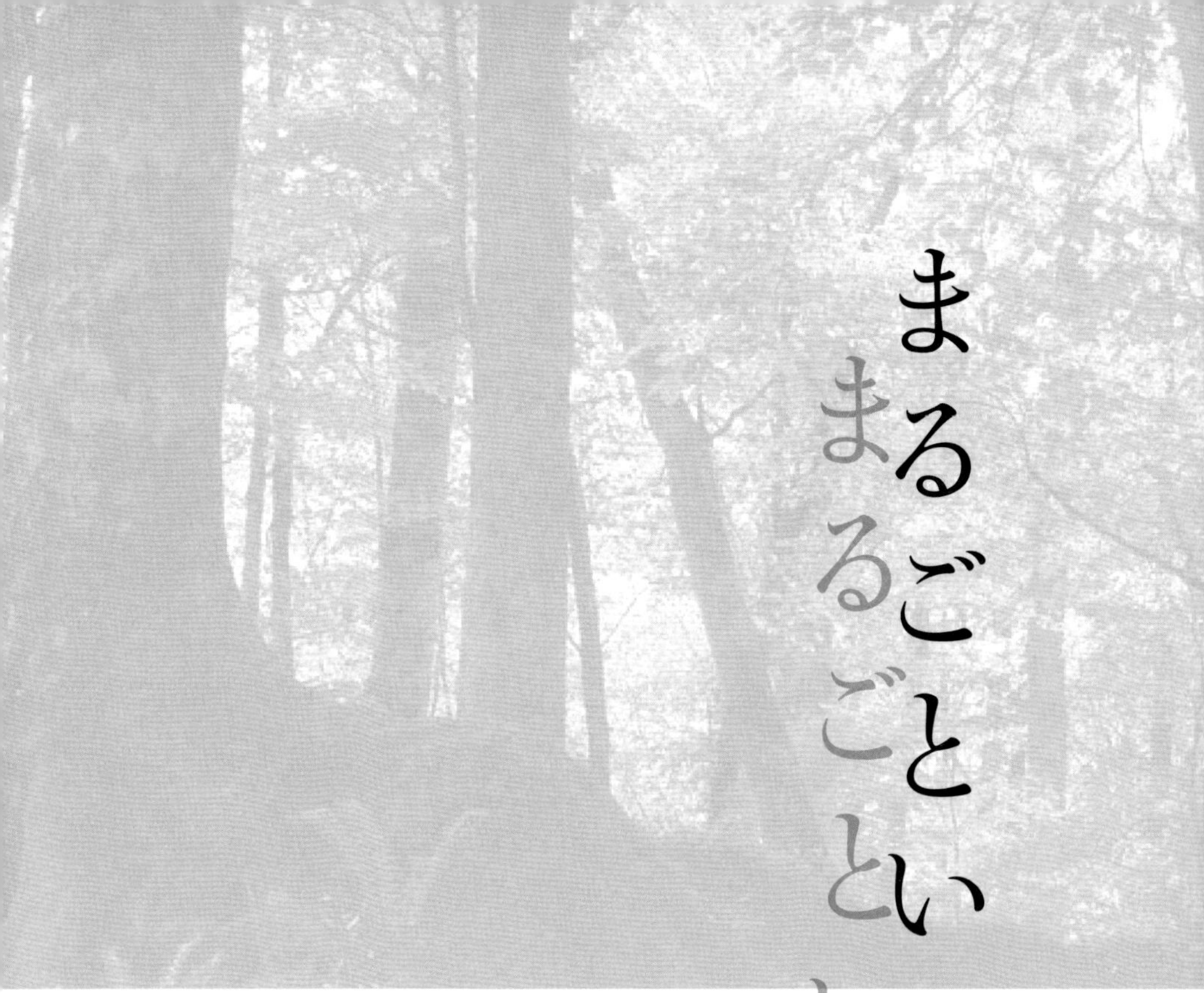

まるごといのち

まるごといのち

作品21

雨が上がった　雪の
結晶のようなニラの花の上に
ちょこなん
雨蛙が乗っかっている　ニラの

花でもいい　雨蛙
でもいい　もういちど
還ることができたなら

作品22

尋ねてきても
墓には居ないよ　虫になったり
木の葉になったり
風になったり　水になったりして

出歩いているから

作品23

悲しみよ　ひと筋の
水の尾に似た悲しみよ　どこに居ても
何をしていても

ふいに
身をおそうものよ　これは何
これはどこから来る　これは
何を悟れとの合図

岡博詩集『連禱詩篇』より

監察医時代

死者の人権を守る

五月の若葉の美しい季節でした。警察より、大山《だいせん》山麓で身元不明の死体が発見されたので検死をしてほしいとの連絡が法医学教室へ届きました。検死カバンをさげ、大学の玄関に着いた警察の鑑識車に乗って現場へと向かう途中、現場の情報を聞きながら大山に向かって登って行きました。

大山寺に着いて車を降りると、ゲレンデのリフトは停まったままでした。

「現場はゲレンデの頂上付近ですよ」

「歩いて登らないといけませんね」

鑑識係の人と一緒に、夏草の生い茂ったゲレンデの中を踏みわけ、額に汗しながら黙々と登って行きました。

途中で一休み、吹き抜ける風が心地よく、額の汗をぬぐいます。遙か眼下を見下ろすと、遠く美しい日本海の青海原が広がり、弓ヶ浜海岸が美しい弧を描き、沖には小舟が浮かんでいます。時間が停まったような錯覚に陥る静かな光景でした。しばし腰を下ろして眺めていました。どんな人か、どうしてこの山の頂上で亡くなられたのだろう。どんな気持ちで亡くなったのだろうか、などと思いながら、ぼんやりとした時間が過ぎていきました。

「さあ、登りましょう」とのかけ声に腰をうかせて登り始めました。かなりの距離を登って、ようやく現場に到着。生い茂った草の中に、半ば白骨化した遺体が横たわっていました。

遺体の骨が散乱しているので、現場周辺を詳しく調べながら全身の骨を確認すると、右手の骨がありません。再び皆でくまなく捜し求めました。汗びっしょりになりながら若い警察官が黙々と捜していましたが、ようやく草むらに隠れていた右手の骨が見つかり、それですべての骨がそろいました。動物によって遺体の一部が散乱したのでしょう。現場の状況、気温、着衣、歯の状況、骨の大きさ、長さ、頭蓋骨の形、骨盤の形などから、死因や年齢、性別、死亡日時などを推定し判断していきました。

現場は、眼下に米子の町並みが広がり、日本海のはるか遠くにはうっすらと隠岐の島が浮かんでいました。遺体の各部を一つ一つ丁寧に箱に詰め、若い警察官は背中に背負って山を下り始めました。つまずきそうになりながら、ゆっくりゆっくり足元を確かめながら下りていきました。

身元のわからないご遺体は、署に連れて帰り、家出捜索願いの届出のある人々の名簿と照らし合わせ、身元を特定し、ご家族へお知らせしなければなりません。このような警察の苦労を皆さんはご存じでしょうか。亡くなられたご遺体を大切にし、できる限り身内の人々にお届けし、供養してあげなければいけないのです。

「本当に大変な仕事ですね。よくしてあげられますね」と若い警察官に言うと、

「いや、私には、この人の歩まれた人生を思い、悲しみの淵におられる家族に少しでも早くご遺体をお届

けする責任と義務があります」という返事。

この言葉は亡くなられた人々の死に対する畏敬の念の表れです。

私が法医学教室にいたとき、恩師から教えられたことがあります。

一つは「死者の人権を守る」ということであり、もう一つは「罪人をつくらない」ということでした。

法医学は亡くなられた方の死因がはっきりしなかったり、犯罪が疑われる異常死の原因を明らかにするために検死をしたり、解剖を行い死因を究明します。物言わぬ死者の語りかける言葉に耳を傾け、動かざる証拠を身体所見から究明し、その人の尊厳を守るのです。また、誤った判断で無実の罪に泣く人が出ないように、その遺体が語りかけてくれる情報を一生懸命に分析して正しい判断を得るように努力しているのです。

現世とのお別れのとき、家族に見守られ、支えられ、惜しまれながら病院や我が家の畳の上で亡くなる死はかけがえのない死だと思います。同様に、一人寂しく亡くなられたり、誰かと交わす言葉もない突然の死に対しても畏敬の念をもって接すべきでしょう。このことが、死者の霊に報いることになるのですから……。

監察医の役割

人々が家路を急いでいる夕暮れどき、阪急デパートの下に多くの人だかりがありました。当時勤めていた大阪死因調査事務所に曽根崎警察署から連絡が入ったのは午後六時四十五分。私は事務所の車で現場へと向かいました。赤いネオンが輝き、多くの車がヘッドライトを灯し、大阪環状線の高速道路は光りの流れが渦巻いていました。

現場では人混みの中で一人の青年が倒れていました。彼はしっかりと聖書を手に持ったまま、すでに息がありませんでした。後頭部を打撲し、頭蓋骨、肋骨、骨盤の骨折などがみられ、脳挫傷が死因でした。前腕には、腕時計とセーターの編み目の痕がくっきりと皮下出血になって残っていました。

彼は阪急デパートの屋上から道路へ飛び降りたのです。路上で家路を急ぐ人たちに衝突せず、他に怪我をした人がいなかったことは幸いでした。彼はなぜ、そのような死を選ばなければならなかったのでしょうか。

私たちはこの世に生を受け、さまざまな人生経験を重ねていき、その中でいくつもの出会いがあります。でも、大部分の人たちは、自ら望まない生の終着がすぐそこにあることに気づかずに日々生活しているのです。だからこそ、私たちは今を大切に生きていかなければならないのではないでしょうか。私たちに与えられたいのちを大切にし、自らの歩む道は自らが切り拓いていかなければいけないと思うのです。私たちは、必ずしも病院や我が家で家族に囲まれてこの世と別れるとは限らないのです。

亡くなられた原因がはっきりしない場合には、その原因を明らかにしておくことが、亡くなられた方やご遺族の方にも必要なことがたくさんあります。そのほうが亡くなられた方の尊厳を守ることにもつながるのです。また、亡くなられた後の保障や保険、遺産の問題などがあるので、残された人のためにも、病気で亡くなられたのか、仕事中に亡くなられたのかなど死因を明らかにしておく必要があります。

私が大阪死因調査事務所で法医解剖に携わっていた当時、一カ月の間に大阪市内で異常死として連絡を受け、検死を行った人が一八〇名、そのうち直接の死因がはっきりしないため解剖を行った人が七十二名でした。

毎日の生活の中で突然亡くなられたり、病院に入院して二十四時間以内に亡くなられ原因がはっきりしない場合、また、仕事中に事故に遭ったり、自ら命を絶ったり、あるいは思いもよらない災害に見舞われたり、殺害されたりと、人の死には様々なケースがあります。このようなとき、お別れは非常に悲しいですが、その原因を明らかにしておくことが死者の霊に尽くすことにもなるのです。

監察医の一日

三月のある一日の監察医の記録です。

午前十時、ある病院から患者さんが入院後すぐに亡くなられ、死因がはっきりしなかったため届けがありました。三十七歳の女性です。彼女は印刷会社に勤めておられました。前日の正午ごろ突然腹痛をきたし、血圧は低下気味でした。午後二時ごろ会社の車で母親の家に帰宅されましたが、午後七時ごろに悪寒戦慄、しびれ、喉の渇きなどを訴えられ、救急入院されました。救急処置を受けましたが、午後八時四十五分に亡くなられました。

翌日、解剖を行いました。腹腔内には二〇〇〇ミリリットルの血液が溜まっており、右の卵管膨大部での外妊破裂に伴う失血死でした。彼女がもっと早く入院し、検査を受けて治療を受けておられれば救われたのではないかと無念な思いがしました。

四十八歳の工員が会社の集会に参加し、その集会が午後七時五分に終わった後、社内のお風呂に入りました。浴槽の水道が出続けているのを同僚が不審に思い覗いてみると、彼は浴槽内で仰向けで意識がない状態で発見されたのです。病院へ救急搬送され蘇生処置を受けましたが、七時四十分に死亡。検死では顔面の鬱《うっ》血《けつ》が強くみられ、解剖で右前大脳動脈に小豆大の動脈瘤がみられ、その破裂に伴って脳底部全体に血液が充満したクモ膜下出血による病死であることがわかりました。彼はほとんど瞬間的に意識がなくなり、何の会話もないままにこの世とお別れしなければならなかったのです。

午前十一時過ぎ、年配の女性が自ら命を絶たれたという連絡を受けました。病院に通っておられましたが姿が見えず近所の方が探しておられると、前日の午後七時ごろ自宅で縊首《いしゅ》していたのが発見されたのです。検死を行い、彼女を静かにお見送りしました。

午後一時五十分、宅地造成現場で三十五歳の男性がブルドーザーに轢かれ、病院で亡くなったという連絡を受け、病院へ出かけて行きました。彼の顔面は鬱血し、耳《じ》出血がみられ、骨盤、右下肢、左膝、右上肢の骨折がみられ、腹部は陥凹し、皮下出血、挫裂創《ざれつそう》がみられました。死亡原因はこれらの外傷に伴う外傷性ショック死と判断しました。仕事中の出来事であり、まさに不慮の事故でこの世とお別れしなければならなかったのです。

午後五時、病院より、腹部を蹴られて入院した人が手術を受けたが死亡したという連絡を受け、病院へ出かけました。術後より尿閉をきたし死亡したということで、解剖を行いました。腹腔内に二〇〇ミリリットルの出血がみられ、胃空腸吻合《ふんごう》術を受けておられましたが、脾臓及び右側の腸間膜周囲に著明な出血がみられました。肝臓は肝硬変をきたし、腎臓、脳は水腫状を呈していました。左頚部や頭部に皮下出血がみられました。死亡原因が外傷に伴うものかどうかの判断によっては、加害者が傷害致死に問われるのです。死亡原因を明らかにするために解剖後に種々の検査を行い、正しい判断を下す必要があるのです。一人のいのちと一人の罪が重くのしかかってきます。

午後七時三十分、港警察署から連絡が入りました。独居の老人が自宅で亡くなられているという連絡を民生委員の方から受けたということで、自宅に向かいました。自宅では三月の寒い季節にもかかわらず暖房も寝具もまともにない状態で、食事も満足に摂らないで亡くなっていました。

それまで私は、日本にもこのようなことがあろうとは考えも及びませんでした。我が国の福祉の遅れをつくづくと感じたものでした。彼の死因は凍死でした。

「まるごといのち」を受けとめる

まるごといのち・・金子みすゞのまなざしとホスピス

金子みすゞさんは山口県長門市仙崎に一九〇三年四月十一日に生まれ、大正末期から昭和の初期にかけて活躍した童謡詩人です。二十六歳の若さでこの世を去るまでに五一二編もの詩を綴り、西條《さいじょう》八十《やそ》からは若き童謡詩人の巨星と賞賛されました。しかし、その後は広く知られる機会のないまま、一九八四年、矢崎節夫さんらの尽力で、ＪＵＬＡ出版局より『金子みすゞ全集』が出版され、半世紀を経て蘇ってきたのです。

金子みすゞさんの詩はいつも、すべてのいのちに意味があり、見えないものにこそ、いのちの存在を見いだす温かい眼差しがあり、とても素敵です。ホスピスのいのちは金子みすゞさんのこころそのものです。

私と小鳥と鈴と

私が両手をひろげても、
お空はちっとも飛べないが、
飛べる小鳥は私のように、

地面を速く走れない。

私が体をゆすっても、
きれいな音はでないけど、
あの鳴る鈴は私のように、
たくさんな唄は知らないよ。

鈴と、小鳥と、それから私、
みんなちがって、みんないい

「私がいてあなたがいる」目線から「あなたがいて私がいる」という目線。「自分が」の世界から「おかげさま」の世界へ。「してあげる」の世界から「させていただく」の世界へ。

そこには、「人間が」の世界はなく、すべての生きとし生けるものへのまなざしがみえます。みんなちがって、みんないい。相手の存在をまるごと認めて、受け入れるやさしさがあります。

星とたんぽぽ

青いお空の底ふかく、海の小石のそのように、夜がくるまで沈んでる、昼のお星は眼にみえぬ。見えぬけれどもあるんだよ、見えぬものでもあるんだよ。
散ってすがれたたんぽぽの、瓦のすきに、だァまって、
春のくるまでかくれてる、つよいその根は眼にみえぬ。
見えぬけれどもあるんだよ、見えぬものでもあるんだよ。

みすゞさんのまなざしはどこにあるのでしょう。
「見えぬけれどもあるんだよ、見えぬものでもあるんだよ」
見えないものにいのちを見つめ、見えないいのちにやさしいまなざしをささげ、すべてのつらいことにも
耐え、じっと待ちつづけると幸せはやってくるのです。

みそはぎ

ながれの岸のみそはぎは、誰も知らない花でした。
ながれの水ははるばると、とおくの海にゆきました。
大きな、大きな、大海で、小さな、小さな、一しずく、
誰も、知らないみそはぎを、いつもおもって居りました。
それは、さみしいみそはぎの、花からこぼれた露でした。

ホスピスのいのちはみんなキラリと光って、みんな隠れた才能をお持ちです。名もなく人に知られないいのちもみんな平等です。有限ないのちは、みんな大いなる世界に包まれて安寧になっていくのです。

みそはぎの露は、ホスピスのいのちそのもののようです。仏様はみそはぎの露にて潤いをいただかれます。目に見えない世界こそ、いのちの大切さが見えてくるのです。小さないのちは天に昇って地上の露となっていのちをつないでいるのです。

こだまでしょうか

「遊ぼう」っていうと「遊ぼう」っていう。
「馬鹿」っていうと「馬鹿」っていう。
「もう遊ばない」っていうと「遊ばない」っていう。
そうして、あとでさみしくなって、
「ごめんね」っていうと「ごめんね」っていう。
こだまでしょうか、いいえ、誰でも。

さびしいとき

わたしがさびしいときに、よその人は知らないの。

私がさびしいときに、お友だちは笑うの。
私がさびしいときに、お母さんはやさしいの。
私がさびしいときに、仏さまはさびしいの。

児童文学作家であり童謡詩人でもある矢崎節夫さんは、次のように言っています。

神様や仏様は祈ったり、願ったりすれば、悲しみをとってくれるでしょうか。最善最良の存在は自分の中にいます。「仏様」は自分の中にいます。そして、「こだます」ことによって、さびしいこと、つらいこと、悲しいことはなくならないけど、さびしいことでなくしてくれます。「憂う」のそばに人がたたずむ「イ（にんべん）」を書いて、「優しい」という字になります。そばに寄り添うということ、「あなたと私」という関係です。

ホスピスは人の傍らに佇《たたず》むことから始まるのです。ホスピスの現場で患者さんやご家族のすべてのつらさに寄り添うときに、最も大切なことは「つらい」と言えることです。そのつらさに寄り添い、耳を傾け、そのつらさをわかってあげる人が必要なのです。「こだます」ことが大切なのです。まるごと、そのまんま包み込んでくれる人が一人でも傍らにいることが大切なのです。

こだます

二十七歳のスキルス胃がんのお母さんは、厳しいがん治療をつづけていました。本当につらくなったとき、朝の四時ごろ、大パニックに陥りました。病棟に駆けつけた私は、「大丈夫だよ、大丈夫だよ」とそっと抱いて背中をさすりつづけました。彼女は、

「先生、あのね。私、ずいぶん頑張ってきました。生きたいし、つらい治療も小さい子どものため、親のために苦しくとも頑張ってやれることは受けてきました。本当に疲れました。もう、これ以上頑張れません。でもね、私に生きつづけてほしいという周りの期待が大きいので、弱音が吐けません。その弱音が吐けないことが今一番つらいんです」

と言って号泣しました。

少し落ち着いてきた彼女と二人ベッドに座って、窓の外を見ながら私はこう話しました。

「そうじゃね。本当につらいね。でも、あの瑠璃光寺のある山並みは、悠久の時代から変わらんけぃ。そうして、その麓《ふもと》にある家々の明かりや人間の織りなす生活のスタイルは、変化しつづけているからね。生きとし生けるものは移り逝き、素に戻って、宇宙に抱かれていくんじゃないんかね。

私らぁのいのちは、あの悠久の時代から連綿とつづいて今の自分の存在があるんじゃないかと思っちょる。あなたのいのちは、娘さんへつづいていくと思うよ。こないだ、娘さんに自分の夢、通訳になることを伝え

ちょったね。娘さんにとって、お母さんのこの夢が、きっと心の中の宝物になると思うよ。娘さんは、お母さんの夢をきっとかなえてくれるんじゃないかな。

あなたがこの世を去っても、娘さんのこころの中にはあなたのいのちは生きつづけているそいね。娘さんが成長されるにつれて、こころの変化とともにあなたのいのちも成長していくと思っちょるよ。それゆえ、あなたのこの世の存在が失われても、無になるのではなく、いのちは永遠につづくと思ったらいいそいね。決して無の世界に入るのではないんよ。今を生き、そして周りの人の心の中に生きつづけ、生まれ変わっていくと思うよ。もう、頑張らなくていいけぃ」

と言って彼女の肩をそっと抱きました。

彼女は黙って大きく頷いて、フーとため息をつきました。その横顔に安堵の色が窺《うかが》え、彼女が娘に自分の夢を伝えたときの、生き生きとした笑顔が思い出されました。

彼女は、二週間後に静かにこの世を旅立たれました。宇宙に還られたのです。

ホスピスの現場で、患者さんやご家族のつらさに寄り添うときに最も大切なことは、彼らが「つらい」と言えることです。そのつらさに寄り添い、傾聴し、そのつらさを理解できる人が必要なのです。

そのために「こだます」ことが大切なのです。

このことは金子みすゞを世に出した矢崎節夫さんが『みすゞコスモス　わが内なる宇宙』（ＪＵＬＡ出版局、一九九六年）に収録されている「さびしいとき」という詩の解説で書かれています。

私にとって彼女との出会いは、つらさや寂しさや苦しみの中にある人への寄り添いの中で、最も大切なことが「こだます」ということだと気づかされた出来事でした。

そばに佇む

私たちの「いのち」、すなわち自己の存在は身体的、精神的・こころ、家族・社会、魂の世界の中での存在であり、まるごといのちなのです。そして、みすゞさんは、すべてのいのちは宇宙（神様）の中にあると言っています。

また、私たちが二度と無い人生を生き抜いて逝くためには、自分の人生が無駄でなかったという会話、最後の瞬間までその人の実存を感じられるような会話が大切です。そして、どんな人生も肯定することが大切だと思います。ここに存在していることに意味があるのです。

人は最期のとき、自分で自分のことができなくなり、将来への希望を断たれ、愛する人と別れなければならなくなり、すべて削ぎ落とされていきます。最後に残るものは、自分の生きてきた人生の意味、価値、納得、和解、懺悔、後に託すること、そして安寧な気持ちになれるかということです。私たちにできることは、そのそばに佇むことです。逝く人も残される人も最後の祈りの会話、「ありがとうね」「おかげさまで」という言葉を交わすことで、新たにいのちの連続性を感じ、心が一つになって、いのちの共生、回生、再生に思いが至るのです。

いつまで苦しませるの

「こんなに苦しんでいる私を、まだ死なせてくれないの？　先生も婦長さんも約束が違う。いつまで私をこの世にとどまらせるつもりなの」

五十九歳の彼女はかすむ意識の中で、言葉を振り絞るように妹に語りかけました。

卵巣がんによるがん性腹膜炎で末期の状態にあり、痛みがひどく、三日前からモルヒネの持続皮下注射を受け、眠っておられました。モルヒネの量を少しずつ減らして家族と少しでもお話をしてもらえればと考えてのことでした。しかし、意識が戻るにしたがって苦しさが増し、我が身がまだこの世にあることを感じられてこの言葉となったのです。

彼女は二年前に腹部が腫れ、婦人科で卵巣腫瘍と診断され手術を受けられましたが、進行がんは腹膜に広がっており、手術後に化学療法を受けられました。そのとき肝臓の障害が見られ、私のところに紹介されたのが最初の出会いでした。

超音波検査で肝臓にも転移していることがわかりました。病棟の面談室で病気のことについてお話をし、これからの生活をどのようにするのかを話し合いました。彼女は教師をされており、自分の病気が完全に治らなければ、もう一年学校に勤めて、定年退職をしたいと希望されました。田舎の私の家の前から見える、小高い丘の上に住んでおられ、二週間に一度外来を訪れながら生活されていました。時々バス停までゆっくりゆっくり歩いている姿を見かけていましたが、前年の八月に激しい腹痛にみまわれ、緊急入院することになりました。

腹水が溜まり、るいるいとある腫瘍が腫大して腸管を締め付け、痛みを引き起こしている状態でした。緩和ケアの目的で彼女に病状を説明して、腫瘍を少しでも縮小することによって痛みが取り除けることを理解してもらいました。

それから二回、化学療法を行うことによって腹痛はなくなり、数カ月は比較的元気に入院生活を送っておられました。しかし、病状は次第に進行して、食欲は少なくなり痩せられ、貧血も進行して、倦怠感が増強してきました。中心静脈に血管確保をして、夜はヘパリンロック（カテーテル閉塞を防ぐため、抗凝固剤のヘパリンをカテーテル内に充填しておくこと）を行って静かに休んでもらいました。

病状の進行に伴って、六人部屋から個室に移ってもらいました。

「やっと静かな部屋に来れました。先生につながれていますね」

「病気は人生を変えてしまうんよね」

「先生、人生を変えるのではありません。いのちが消えるのです。死んでしまうのです」

「私は、あなたのいのちを短くしたり、長くしたりはできません。できるだけ苦痛を取り除いて、あなたの持っておられるいのちをまっとうしてもらいたいんよ」

私は、彼女に「いのちが消えるのです」と言われたときに、自分の「病気は人生を変えてしまうんよね」と言った言葉が、彼女にとっていかに空しく響いたことか、一瞬ドキッとし、なんとも言いようのない気持ちに陥りました。彼女の気持ちが私にはわかっているのでしょうか。緩和ケアをすすめる上で、できるだけ患者さんの気持ちを尊重し、患者を主体者とし精神的に支えなければいけないと言いながら、死が目の前に迫っている彼女にとって、私の言葉がなんの支えになるのかという疑問がぬぐえません。それはむしろ空しい響きをもった言葉かけにすぎず、彼女にとってなんの安らぎにも励ましにも、また救いにもなりませんでした。

その一瞬の言葉の空白は、私にとってとてつもなく重いものでした。

「静かに休ませてください。私の命はあとどれくらいですか」

「命の長さは私にははっきり言えんね。自分の生きるエネルギー（体力）がなくなったら、自然に眠りの世界に行くんよ。神様だけが知っちょってと思うよ。おまかせするしかないねぇ」

「こんなになってまで、まだそんなことを言われるのですか。できるだけ楽にしてください」

痛みのコントロールのためにモルヒネの持続皮下注射を行っていましたが、次第に痛みが強くなるために、一日一二〇ミリグラムまで増量し、静かに休まれるようになりました。ＩＶＨ（中心静脈栄養）では、一日一〇〇〇ミリリットルの輸液をしていましたが、腹水はブドウの房状に溜まり、腸管は拡張し、喘鳴《ぜいめい》はつづいていました。

そんな中で、彼女は意識がある間に妹さんたちに自分の気持ちをすべて打ち明けられ、妹さんたちがそれを書き留められました。また、学校の仕事の整理や、お世話になった人たちへのお礼の葉書の代筆を妹さんがされていました。妹さんたちも「できるだけ苦痛のないようにしてください」と言われ、静かに休めるようにコントロールしていました。

その彼女の意識がよみがえってきたとき、はじめの会話になったのです。家族と相談して、一切の点滴をやめ、ただ痛みを止めるモルヒネの持続皮下注射のみをつづけました。そうすることにより、彼女の顔は非常に静かで苦痛もなく、額の中央にほくろがあるので、あたかも仏陀様が眠っておられるような感じでした。その後二、三日すると尿も出て、喘鳴もとれ、腹水もなくなりました。妹さん達が彼女のお腹をなでて、たくさんの腫瘍に触れられ、「これが姉さんの命を奪ってしまったのですね。本当に静かに苦痛もなく、いい顔をしていますね」と言っておられました。

言葉を交わした次の日の昼、ベッドの傍で妹さんがお昼ご飯を食べておられるときに、彼女は静かに、息を引きとられました。

告　知

鉄　人

新幹線の発車ベルが鳴り、早朝の「ひかり」が静かに東京へ向かいすべりだしました。車椅子に乗った彼は黄疸が見られ、腹水も溜まり、やつれ気味でした。座席に横になった彼に奥さんが寄り添って、彼は静かに目を閉じていました。背が高く、剣道で鍛えた体と精神は容易に病気に負けるはずはありませんでした。

息子さんを早くがんで亡くされ、その一粒種の孫が病気になり、悲報が入ったのは自らも病気と真っ向から向きあっていたときでした。その孫の葬儀に厳しい病状にもかかわらず、家長としての責任と亡き息子のためにという強い信念によって、遠く離れた名古屋まで出向いて行かれたのでした。

上品な奥さまが私に、

「主人は本当に鉄人です。あのような厳しい状況でも葬儀の席で、きちんと家長としての挨拶をし、するべきことをしました。どこにあのようなエネルギーがあったのか本当に驚きました。本当に主人は鉄人です」

二日後の夜九時ごろ、無事に帰宅したとの電話がありました。

彼は公務員として在職中も部下の面倒をよく見、慕われていました。退職後まもなく、検診でわずかな肝機能障害を指摘され、私のところに受診に来られました。超音波検査の結果、肝臓がんと診断されました。私は彼に肝臓に腫瘍ができていることを説明し、数回、抗がん剤の動注療法を行いました。

診断がついてから二年後、次第に腫瘍が増大してきたとき、奥さんから、彼に本当のことを話してほしいと相談を受けました。ご子息が早く亡くなられ、お孫さんの病気のことを一番気にされており、「主人もしておくことがたくさんある」ということでした。

ある日の診察のとき、種々の検査結果を説明し、CTの写真をシャーカステン（ディスプレイ機器）にかけながら、図を描いて肝臓と腫瘍のことを話し、これから先、黄疸が出たり痛みが出たり、肝機能不全になったりするという話をしました。がんという言葉は特に使用しませんでしたが、彼は聞き返すこともなく「よくわかった」と言われて帰宅されました。奥さまからは、「帰宅後『自分の病気は肝臓がんだね』と言われたので『そのように聞いています』と答えました」と言われました。

それから彼は自宅で療養しながら、しておかなければならないことを几帳面に整理して過ごされました。通院治療を行ってきましたが、次第に病状は進行し、黄疸が日増しに増強し、食欲は低下し、腹水が溜まってきました。そのような状況下でのお孫さんの葬儀だったのです。

「告知」という言葉

患者に病気の説明をする際に、よく「がんの告知」という言葉が使用されますが、私は「告知」という言葉は使うべきではなく、また必要もないと思います。本来「truth telling」という言葉があり、「真実を話す」ということであって、がんだけに「告知」という言葉は必要なく、病名をやさしい表現で正しく知らせることでよいはずです。「告知」という言葉のもつ響きには、一方的な「通達、宣告」といった法律用語的なニュアンスがあり、それは相手の気持ちを考えない、コミュニケーションの欠落したイメージの言葉だと思います。

病名を知らせる際に、患者には二通りのタイプがあります。やさしい表現で正しく病名を知らされたとき「それはがんですか」と念をおされる方と、「そうですか」とあえてがんということを聞き返されない方です。病名は、患者さんによって異なり、その個々人の性格を重んじて対話する中で見出されるものです。患者さんの心理を考えたとき、私たちは安易に「告知」という言葉を使用し過ぎているし、がんだけに「告知」という言葉を使用することも必要でないと考えます。

病名を告げればよいのではありません。病名を知らせた後の関わりが非常に大切なのです。患者さんの痛みを分かちあうこころが大切で、家族とともに支えあう気持ちが大切なのです。

病名もさることながら、様々な症状が出現する際に、その症状がなぜ起こるのかを説明し、その症状の緩和をはかるために治療やケアを行うことが大切なのです。


彼は名古屋から戻ったあと、二日間、昏々と眠りつづけました。私が看護師と訪問すると、一階の和室に休んでおられ、奥さんの手厚い介護を受けておられました。いつも軽いジョークで看護師をなごませ、自宅の庭を眺め、住み慣れた部屋で奥さんと過ごしておられましたが、彼を支える奥さんの気苦労も大変でした。

病状が進み、肝性昏睡の症状が現われ、在宅では難しい状態になり、再び入院されました。

「先生、よろしく頼むよ。まあ、楽に頼むよ。先生にあずけたいのちだから。私もしなければいけないことはみんなすませてきた。気になっていた孫も、私に最後の為すべきことをさせてくれた。思い残すことはもうないよ。よろしく頼むよ」

それから数日後に奥さんに見守られながら永眠されました。

母と息子

年老いた母親と二人で暮らしていた男性が不治の病いにかかりました。入院して懸命に治療に専念していましたが、病気は徐々に、しかし確実に進行し、状態が厳しくなってきました。

本人は年老いた母親を思いやる気持ちから、自分の今の状況を知らせず母親と面会しようとしませんでした。姪御さんに母親の面倒を頼み、彼女が一生懸命にみてあげていました。

彼の病状がいよいよ厳しくなったとき、私は彼に勧めました。

「お母さんに一目会ってあげたらどうかね。心配をかけたくないという気持ちはよくわかっちょるけど、もし、あなたが亡くなった後に息子の死を知ったら、より大きな悲しみとなって、嘆いてと思うけぃ。あなたが一目お母さんに会って、先に逝くことのつらい気持ちや感謝の気持ちを伝えてあげたら、お母さんの気持ちも少しは安らぐんじゃないかね」

彼は黙って何も語りませんでした。

私は姪御さんに病状が厳しいことを伝え、年老いた母親を連れて来られるように勧めました。

母親は息子の病気のことが何もわからない様子でした。しきりに息子との生活や家のことを話されていましたが、私が彼の病状がきわめて厳しく、もうすぐお別れになることを伝えても、耳が遠いせいか理解できない様子でした。ただ息子の手を握り、早く良くなって帰って来いよと繰り返し言われ、私に手を合わせ、拝むようにされます。

そんなお母さんに、彼は自分の口元に指をあて、「もういいよ、そっとしておいて」というような仕草をされました。

私は、そんなお二人の姿を前にして、涙無くして見ていることはできませんでした。

吉田松蔭の辞世の句を思い出しました。

親思う心にまさる親心　今日のおとづれなんと聞くらん

お二人の悲しみが、少しでも癒されることを祈るばかりです。

人生との和解

「身体はえらい（苦しい）と思うけど、いいところに目を向けて、前を向いていったらいいと思うんじゃけどね」とベッドサイドでお話しすると、「光の見えない者に何ができるか」と強い調子で言葉が戻ってきました。

廊下に出て、「ああ、そうか。光が見えないとは生きる希望が持てないということか。生きる希望が持てないのに前を向くような気持ちには到底なれないということか……」。

今の彼に、私の言葉がいかに空虚に響いたかと思い、廊下を歩きながら、彼の言葉が頭の中をぐるぐると回り続け、私は忸怩《じくじ》たる思いに駆られました。

彼はまだ五十歳代でした。がんを患い、他の医療機関で治療を受けつづけてきましたが、呼吸が苦しくなり、言葉を発するのも次第に難しくなっていきました。すべてが受け入れられず、すべてを拒否され、ベッドのまわりのカーテンを閉め切り、食事も摂らず、終日臥床したまま起き上がることもなく、看護師のケアも受け入れないという状態でした。

自棄的な態度で、診察しようとしても会話は成立せず、背を向けて布団をかぶったままでした。そばに付き添っている彼のお姉さんが、すまなさそうな表情を浮かべておられます。

数日後の夕方、訪室すると、女性が来ておられました。二人の間でどのような会話が交わされたのか知る由もありませんが、その日を境に彼の表情、行動に変化がみられるようになりました。

その女性の押す車椅子に座って、廊下に出る姿を見受けるようになりました。あるときはデイルームから花が咲きそろったベランダに出て、山の彼方を眺めておられ、彼女がその後ろ背に何かを語りかけていました。遠い山並みの彼方には彼が生活している村があります。青空にぽっかり白い雲が浮かんでいました。

彼は孤独でした。家庭内暴力が原因で離婚し、娘も離れていったといいます。自ら招いた結果でした。それが病の床に伏し、次第に病状の変化に気づくようになったとき、相談する人もなく、こころのつらさに寄り添ってくれるのはお姉さん以外誰もいなかった。そのような絶望感が「光の見えない者に何ができるか」という言葉になったのでしょう。

彼は寂しく、切なく、自らの死と向き合うこともできず、すべてのことが受け入れられなかった。そのようなとき、別れた妻が彼を訪ねて来てくれたのです。おそらく、お姉さんが連絡されたのでしょう。

「ごめん。悪かった。俺を許してくれ。苦労をかけてすまなかった。娘にも父親として何もしてやらず、本当にすまなかった。許してくれ」彼はきっとこころから謝り、懺悔の言葉が迸《ほとばし》り出たのではないでしょうか。そして、彼女は、それを許してあげたのだろうと想像します。

長い年月の積もりに積もった重荷が、少しずつ軽くなっていったのでしょう。それまでまったく拒絶していた食事に少しずつ向かい、元妻の押す車椅子で自分の部屋から外に出るまでに変化してきたのです。

人は多くの縁の中で人生を歩むのです。どんな人生を歩もうとも、自ら選択し決断した結果、行動するのであり、そこで何を摑み、何を行い、何を幸せと感じるかは、ひとえに己の心次第です。泣くも、笑うも、悦ぶも、悩むも、こころのあり方一つなのです。

生死の世界に直面した時には、それまで一所懸命生きてきた自分の人生に意味があると納得し、後に託し、安寧なこころになることがとても大切なことと感じます。現世の重荷を下ろして、永劫の未来へ向かって歩んでいただきたいとつくづく思います。

「灯明《とうみょう》をかざす」という言葉があります。一人の医師として苦悩する人の足元にそっと明かりを灯すことで、彼が生死の世界から目をそらさず、自ら諦観され、心穏やかに生きていただきたいと願います。しかしそれも、ひとえにその人自身の心のあり方と思われます。

彼は数週間、元妻や姉の支えの中で過ごされました。次第に身体的な限りがみえてきたとき、「もういいよ。本当に皆にお世話になった。もう思い残すことはない。身体も本当につらくなったので、そっと旅立って行きたい。よろしく頼むよ」と私にかすれる声で言われました。

彼が人生の最期に重い荷物を下ろすことができ、心穏やかに旅立って行かれたと思えてなりません。

在宅ホスピスのすすめ

すえなが内科在宅診療所の取り組み

私がホスピスに深く関わるようになったのは、先にも書いたように一人のがん患者、詩人・岡博さんとの出会いでした。そして、彼との出会いから二年後の一九九二年、私は在宅ホスピスに取り組むようになりました。そのきっかけとなったのは、家で最期を迎えたいという八十歳の女性でした。

当時、院内にはすでに、わずか三床でしたが緩和ケア病床をつくっており、彼女はそこに入院していました。その時点で、国内で緩和ケア病床をもつ病院は、静岡県浜松市の聖隷《せいれい》三方原《みかたはら》病院や福岡県糟屋郡の栄光病院くらいしかなく、緩和ケアやホスピスという言葉も一般にはよく知られていませんでした。訪問看護も何もない時代でした。血性腹水の溜まった女性は、それでも「家に帰りたい」と私に訴えられました。私は彼女の願いを聞き、病棟の看護師とともに、自宅に帰った彼女を往診しました。

家に行くと、彼女の部屋は小川のせせらぎの音が聞こえました。退院と聞いて近所の知り合いが赤飯を持って見舞ってくれたりと、病床にあっても日常を取り戻すことができ、退院するときは一カ月のいのちと思っていたのですが、実際には三カ月を家で過ごされ、そのまま看取ることができました。

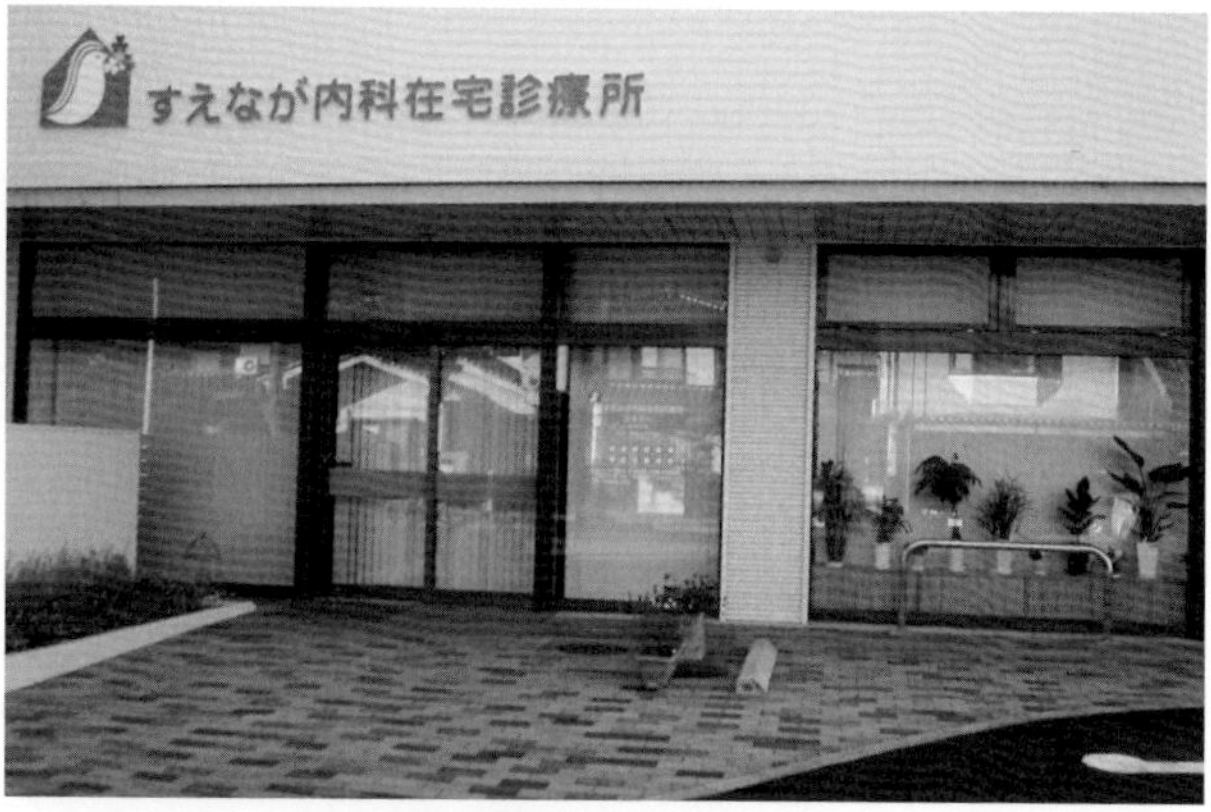

すえなが内科在宅診療所玄関

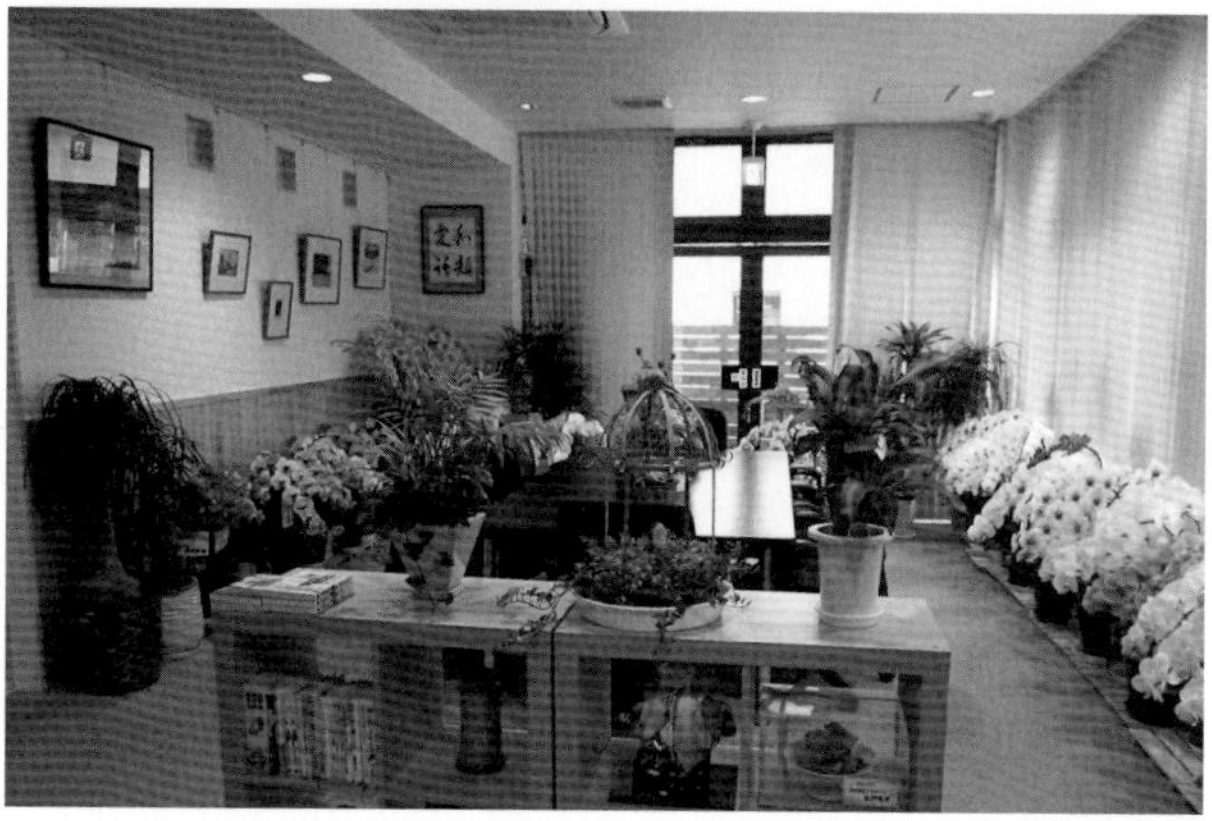
すえなが内科在宅診療所の待合室。オープンのお祝いに贈っていただいた花に囲まれている

これをきっかけに私は病院に訪問看護部門を設置し、在宅ホスピスに取り組むことにしました。介護保険が施行されたのは九年後の二〇〇一年、それとともに訪問看護ステーションなどの在宅サービスが充実していきました。私自身は緩和ケア病棟を開設したのちも在宅ホスピスを併行して行い、ご自宅で人生を全うして逝かれる方のお見送りをしてきました。

ですから二〇一三（平成二十五）年三月に山口赤十字病院を退職して、四月に開設したすえなが内科在宅診療所は、私がそれまで取り組んできた在宅ケア、在宅ホスピスの延長線上にあるもので、自然な取り組みでした。ただ、これまで以上に熱心に在宅ホスピスに取り組むようになったことは言うまでもありません。

左のグラフは、すえなが内科在宅診療所での二〇一三年～二〇一五年までの患者数（図1）と看取りをした件数（図2）です。

ちなみに、外来は木曜日と土曜日を除く午前中で、午後からは在宅にまわっています。在宅の患者さんは一カ月平均延べ数で一五〇人です。

図2は在宅の看取り件数を表しています。二〇一三（平成二十五）年の平均在宅期間はがん患者で一〇八日、非がんの場合は一九四日。二〇一四年、平均在宅期間はがんの場合で一〇三日、非がんが一八六日でした。二〇一五年の平均在宅期間はがんの場合で一四一日、非がんで四四二日でした。

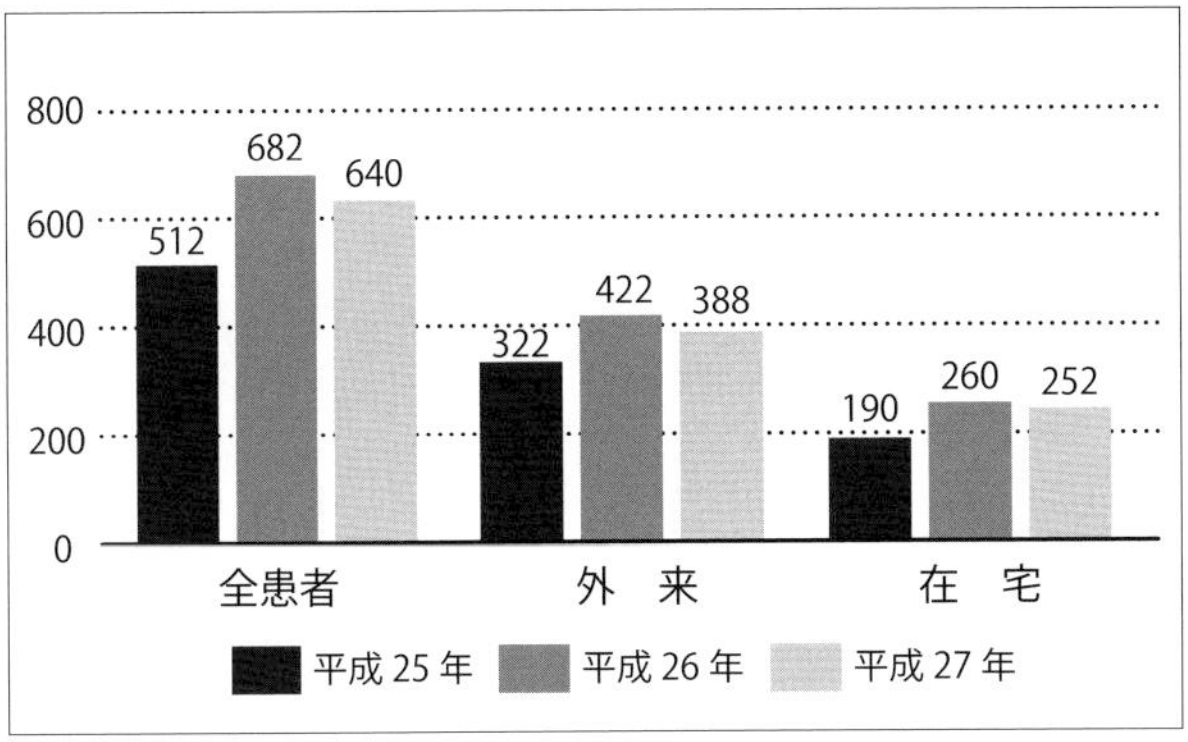

図1．平成25～27年の患者数の推移

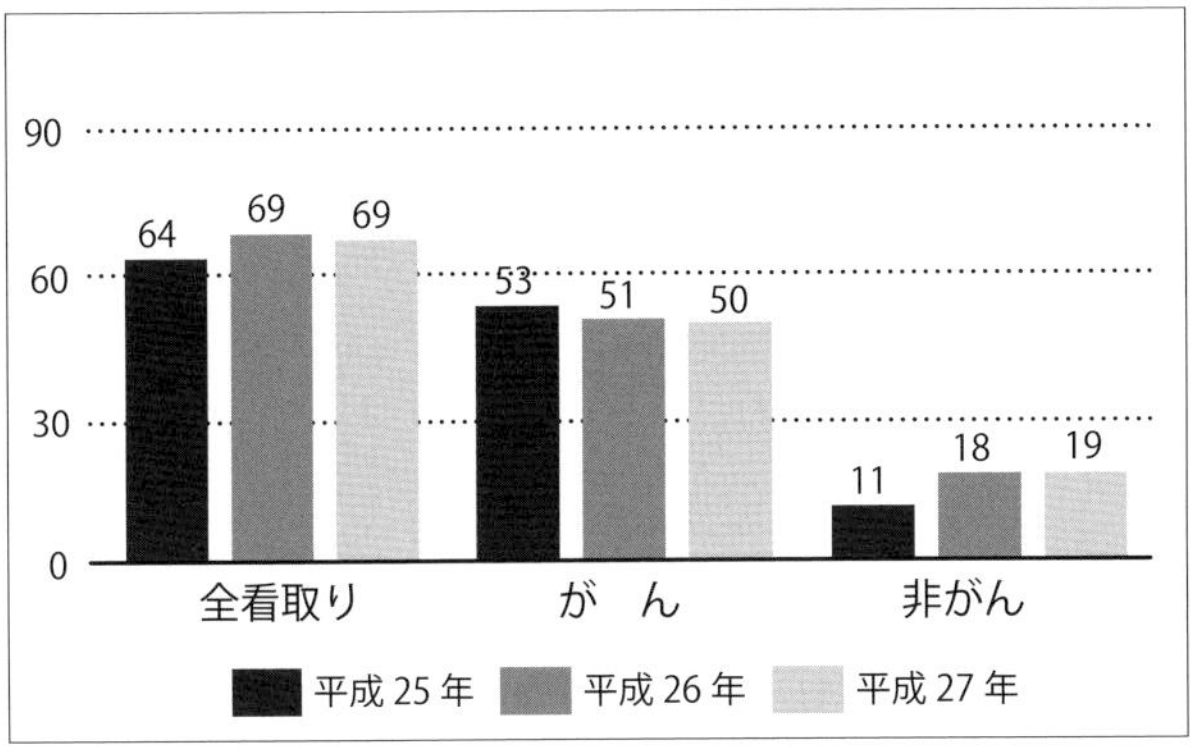

図2．平成25～27年の看取り件数（患者さんの人数）と、がん、非がんの割合

開設と同時にこうして多くの在宅ホスピスに取り組めたのは、一つには山口赤十字病院での取り組みの延長線上にあると自負しますが、山口赤十字病院からの盟友、「訪問看護おかふじ」の岡藤美智子さんはじめ、献身的な訪問看護師さんのおかげだと思います。

山口赤十字病院、そしてすえなが内科在宅診療所の在宅で出会った多くの患者さんを紹介します。

たかくん

「痛いよう」

一晩中、小さな我が子の背中や足をさすりつづけながら、両親は夜の明けるのを待っていました。夜が明けると同時に、最初に診察してもらった病院の小児科を訪れ、たかくんは緊急に入院しました。しかし、痛みはなかなかとれませんでした。

そして、ご両親から私の元に電話で相談がありました。

「先生、実は七歳の男の子ですが、神経芽細胞腫でお腹が腫れて痛がっています。先生のところで診てもらえないでしょうか。

一年前にお腹が痛くて今の病院の小児科に入院して検査した結果、診断がつきました。しかし、もうその段階で手術は不可能で、抗がん剤の治療をしても治る可能性はほとんどなく、二つの大学病院を訪れ診察してもらいましたが結果は同じでした。

私たちはそれから、入院させないで、自宅でできるだけこの子の希望に沿って過ごしてきました。アメリカのディズニーランドやハワイにも連れていきました。漢方をはじめ、よいと思うことはすべてやってみましたが、効果ははっきりしません。最近は次第に食欲も落ち、手や足を痛がり、お腹や陰嚢がふくれてきました。昨日はとても痛がり、一晩中泣き叫ぶばかりでした。先生のところで痛みや症状をとっていただけませんか」と悲壮な訴えが電話の向こうから聞こえてきました。

「今日の夕方、たかを連れていきます。こちらの先生も紹介状を書いてくださいました」

七月の土曜日の夕方、たかくんはご両親に連れられて私のところへ来ました。すぐに入院してもらいました。

たかくんはきつそうでお腹もふくれ、背部や両方の足を痛がっていました。お父さんやお母さんを通じて意思の疎通をはかるようにしました。病気は肝臓や骨に広がり重篤な状態でした。三日間入院してもらう間に、甘くしたモルヒネ水を定期的に内服してもらい、アルブミンを点滴し利尿剤を投与し、ステロイドを投与することによって次第に痛みから解放され元気になってきました。

落ち着いてきたたかくんが自分の家で過ごしたいと言うので、外泊というかたちで帰ってもらいました。両親にモルヒネの内服の仕方を何度も説明して、きちんと内服するようにしてもらいました。それから、たかくんは次第に痛みから解放され、自分の家で、お父さん、お母さん、お兄ちゃんと一緒に過ごすことができました。

お父さん、お母さんが週に一回、自宅から遠く離れた病院まで、たかくんの痛みやその他の症状を記入したアセスメントチャートを持って来られます。私は、たかくんの病状を聞きながら、薬を調節し、薬の飲み方を詳しく説明して、それを実行してもらいました。

また、必要に応じて私が訪問看護の婦長さんと一緒に、車で片道一時間かけて、たかくんの家を訪問しました。

「ごめんください。たかくん、元気にしているか」

たかくんはモルヒネ水を定期的に飲み、痛みが少ないので、お父さんやお母さんに連れられデパートで美味しいものを食べたり、欲しいものを買ってもらっていました。我が家ではお兄ちゃんとテレビゲームをしたり、飼っている鈴虫に水をやったりして、自分の世界でなんの制限もなく過ごすことができていました。もし、たかくんが入院したままならば、家族は離ればなれで、こんな気ままな生活は成り立ちません。たかくんは、冷たい病室の中で束縛されて過ごすだけだったかもしれません。

在宅緩和ケアは、患者さんの希望に沿って医療側ができる医学的な治療やケアを患者さんの自宅で行う医療行為です。家族や周囲の人たち、医師や訪問看護師のような医療機関の支援が可能であれば、患者さんの希望に従って行うことができる最良のケアであると思われます。

たかくんは自宅療養しながら、必要に応じて腹部の水を減らすためにアルブミンや利尿剤の注射をしなければいけません。注射がいつでもできるように血管にサーフロ針を刺して血管確保をされるときも、婦長さんのやさしい言葉かけに納得して横になって受けていました。婦長さんとたかくんの信頼関係は絶大なものがあって、私は婦長さんが子どものこころを本当によくつかんでおられるなあと感心するばかりでした。また、必要な治療、ケアの知識、技術も身につけておられ、安心して在宅緩和ケアを任せることができます。

たかくんは非常に頭が良く、七歳とは思えないような心配りをするのです。私や婦長さんが行くとお母さんがコーヒーを出されます。たかくんは自分の体がきついのに、婦長さんや私にストローをどうぞとすすめてくれます。このけなげさはどこから生まれてくるのでしょう。

それから三カ月、たかくんの病状は次第に進んで、腹水も溜まって、自分ではなかなか立ち上がれなくなり、休んでいることが多くなってきました。それでも調子のよいときにはテレビゲームをしたりして、自分の世界で楽しんでいます。

お父さんやお母さんやお兄ちゃんみんなが、そんなたかくんを支え、たかくんの「いのち」を大切にされているのです。自然のなせることとは言え、このような利発で可愛い子の「いのち」が病気によって奪われようとしているのです。たかくんがこの短い生涯を精一杯生き抜いてくれるように、みんなで力を合わせなければいけません。私たちはあまりにも無力さを感じるけれども、せめて安らかに、苦しみもなく、少しでも長く日々を過ごしてもらいたいものです。

明日もまた、たかくんに会うために、彼のこころの支えとなっている婦長さんとお家まで出かけることにしましょう。

三つの大往生

救急隊から診療所の電話に緊急コールがありました。

「患者の家族から電話があり、ここ数日、全く食べないし、飲まないので、このままでは死んでしまう、病院に入院させてくださいとの連絡があった。救急車で迎えに行ったが、本人は頑として乗らない、入院は絶対にしないと言う。先生、どうにかなりませんか。往診してください」

患者は佐藤さんという高齢の男性。往診すると、床の間のある部屋に布団を敷いて寝ています。

「どうされたかね。どこが悪いですか。皆さんが心配されちょるけど」

「わしはもう決めた。もう自分の人生は納得で、終えて逝く。そのために食べない、飲まないのだ。先日まで動けていたが、腰を痛めて、今は全く動けない。自分のことが自分でできなくなった。以前腰を痛めて長期間整形外科に入院していたが、入院はほとほと嫌になった。もう二度と入院はしない」

「食べなかったり、飲まなかったら、体がえらくなり、いのちが保てなくなるんじゃけど。四無行という行があって、食べない、飲まない、寝ない、横にならないならば、いのちは九日間しか生きられないと言われちょるけどね。特に飲まないことが、体の細胞を脱水状態にして、身体的ないのちに一番影響があるけどね。からだの調子が悪く、何も口に受け付けなければ、点滴をしようかね」

「何もせんでいい。わしは仕事一筋に勤め上げ、叙勲もされた。もう、何もしないでいい。家族が心配して救急車を呼んだが、絶対に病院には行かない。救急車は帰してくれ」

強い口調に、救急車は引き上げました。

一度点滴をしましたが、「先生、点滴をしても少しも楽にならん。もうせん。する必要もない」とはっきりと断られました。

私はご家族に、本人がこれまでこの道一筋で仕事をしてこられ、自分の人生に納得され、自分のいのちの限界も知った上で、人生の最終章の締めくくり方を考えておられることを伝えました。その上で、「動けなくなっても、入院して望まない治療を受けたくない」というしっかりとした意思があり、本人の自己決定を大切にして、これまでの歩まれた人生に意味を見出し、皆さんで感謝のこころを伝え、安心してもらえる言葉かけが必要なときですとお話ししました。

奥さん、息子さん、お孫さんなど皆さんが本人の望まれることを理解されるようになりました。

それから二週間後、彼が奥さんや息子に、

「孫には医者もいる、嫁には看護師もいる。わしの死に水はこの者たちがとってくれる。孫たちも含めて家族全員が集まって、ビールで乾杯をしてくれ。わしの人生に乾杯をして、祝福して送り出してくれ。これが最後の願いだ！」

彼が亡くなる三日前の出来事でした。家族全員が集まり、可愛い孫娘に囲まれ、仕事一筋で生きてきた証である叙勲額の前で皆で乾杯して、それぞれが彼の耳元で言葉をかけ、手を握ったり頬ずりしたり額をなでたりして涙する者、笑顔で話をする者がいて、温かな融和の時が流れる中で、佐藤さんは悠々と旅立ちました。

＊

村上さんは妻と長男夫婦と一緒に田舎に住んでいました。若いころは陸上の四〇〇メートルの国体選手、スポーツマンでした。九月に右の進行肺がんと診断され、私の診療所に紹介されてきました。彼は自宅で最期まで過ごしたいと希望して、診療所に通院できる間は自宅から通い、十一月ごろまで庭木の剪定やゲートボールをしていました。

読書が好きで、酒は飲まないが、肺がんでもタバコは止めません。十二月下旬に診療所に通えなくなってきたと、往診依頼がありました。

田舎の家の前は水路があり、家の中にいてもせせらぎの音が聞こえます。広い庭に面した部屋で庭を眺めながら村上さんは床に伏していました。トイレも介助でやっと行ける状態で、食事もほとんど摂れなくなり、衰弱が進んでいました。往診してから三日後の午後七時ごろ、風呂あがりに呼吸が浅くなっているという報告で緊急に往診すると、奥さん、息子さん夫婦がそばについておられました。呼吸が次第に遠のいていき、家族の皆さんで彼の最後を看取ることができました。

あとからご挨拶に見えた奥さんに聞いた話です。

本人の呼吸が止まるとき、一匹のミツバチが部屋に入ってきて奥さんの膝に止まりました。それからお嫁さんの手のひらに飛んでいったそうです。そのとき仙台に住んでいる娘さんから電話があり、臨終の時刻に三歳になる曾孫がぐずって、ぐずって泣きやまなかったと聞かされたそうです。

ご主人の魂が、ミツバチとなり、感謝を伝えるために奥さんの膝に止まり、お嫁さんの手のひらに舞い降りたのではないでしょうか。そして、遠い曾孫には、お知らせがあったのかもしれません。

結婚六十三年、国体の選手であり、教員であり、絵画や読書や釣りの趣味もたしなみ、地域のお世話もして、人生を生き抜いてこられました。十一月までゲートボールをし、亡くなる前日もおかゆを食べ、その日にお風呂に入り、人生の最終章の幕を静かに引かれたのです。

*

末田さんは中咽頭がんで喉頭全摘をしていました。病院から退院するとき、認知症の妻はすぐ近くに住んでいる娘さんが介護していましたが、父親の介護までは充分に手が回りません。娘さんとしては、自宅での一人暮らしは無理と考え、老人ホームなどの施設入居を勧められたそうです。しかし、彼は頑として自宅に帰る、入所しないと言い張って譲らず、当院に紹介されてきました。

慢性呼吸不全で在宅酸素療法が必要でした。私は、退院されたその日に往診しました。今までの経緯を診療情報で知っていたので、往診のときに開口一番、

「家で大往生するかね」

と言うと、とてもうれしそうな笑顔でニコッと笑われました。そして筆談で、

「このまま、皆さんのお世話になりますが、住み慣れた自宅で過ごします。よろしくお願いします」

ときちんと伝えてくれました

食事もあまり摂れませんが、高カロリーの飲み物を少しずつは摂れていました。娘さん、ケアマネジャー、訪問看護師、ヘルパーなどがきめ細かに一日の支援のプログラムを組み立て、彼の生活を支援していました。

自宅に帰ってから十日後の朝、訪問看護師が訪れたとき、彼はポータブルトイレに座ったまま一人静かに旅立たれていました。彼は自分の意思を貫き、自分の人生の最終章を締めくくっていったのです。

家がええ

ナラやクヌギの若葉が萌える山道を、愛車のポンコツ・ホンダライフに乗って、今日も午後から在宅の患者さんの家に出かけます。

「どねぃかね」

「息がえらく（苦しくて）、あまり動けないね。どうにかトイレに行っても息が弾み、布団に戻ると左向きでどうにかじっとしているんじゃ」

彼は大腸がんの術後二年半、抗がん剤の治療などをしていましたが、四月に入るととても息が苦しくなり、急遽《きゅうきょ》かかりつけ医の診療所を受診しました。胸の写真を撮ると、左胸には胸水が大量に溜まり、息ができない状態で、私に紹介がありました。

診察したのち、「今からここで胸の水を抜いてあげようね。楽になるけぃ」と、その場でエコーをして処置室で胸水穿刺《せんし》を行い、一五〇〇ミリリットルの胸水を抜きました。

「息が楽になったでしょうが」

「ああ、ずいぶん楽になった。先ほどの苦しさがまるで嘘みたい。先生が神様にみえる。ああ、本当に楽だな」

「それはよかった。家で過ごしたいかね。入院するかね？」

「家がええなあ」

「それじゃ在宅酸素を入れようね。家で空気から酸素を取り出し、濃縮して吸うことができる安全な器械があるんよ。業者に言うから、すぐに家に持ってきてもらおうね。二十四時間対応してくれる訪問看護師さんも紹介するけぃね。家で困ったことがあったり、不安なことが起きたら、すぐに電話連絡が付くから安心して過ごせるんよ。

これからは私がここに来て診察し、もしまた必要があれば水を抜いてあげるで。家での生活を大切にしようかね」

「ああ、よかった。また入院は本当に嫌だなと思ったんじゃ」

数日後、小さなエコーの器械を携えて、お宅を訪ねると、西日の当たる部屋で布団に横になっておられました。奥さんと二人住まいです。

「その後、どねぃかね」

「家に帰って、酸素を吸って、訪問看護師さんに来てもらい、楽に過ごしていたんじゃ。昨日ぐらいからトイレに行くのに少し息苦しくなってきちょった。布団に横になるのが一番楽だな」

「今の目標や希望は、なんかね」

「趣味で竹細工をしている。竹籠をたくさん作って、皆にあげるのが一番嬉しい。今でも私の作った竹籠を待っている人がたくさんいる。早く元気になって竹籠を編んであげるんじゃ。秋祭りまでにはそれをせんとなし」

「そうかね、自分の趣味が喜んでもらえたり、お役に立てるちゅうことが一番の生きることの力になるんじゃね。胸の水をみてみるけぃ」

エコーで胸をみると、また水が溜まっています。胸水穿刺の道具を持参していたので、エコー下で穿刺を行うことにしました。畳の上に敷いた布団に寝ておられるので、平たい器を奥さんに持ってきてもらい、穿刺のチューブから出る胸水をその中に排液しました。

「家での生活はどねぃかね。布団では立ち上がりがきついことないかね？　ベッドにするとトイレに行くのも立ち上がりやすくて楽だけど、入れちゃぎょうか」

「いや、今までの生活が布団なので、このままでええ。布団だとゴロンところがると、日差しのあるところにすぐ行けるけぃね」

「そうじゃね、自分のペースが一番いいね。ところで、これからまた入院する気持ちはあるかね」

「いや、先生と岡藤さん（訪問看護師）に来てもらったらそれでええ、入院する気は全くないけぃ。この二年半、治療、治療できつかった。えらいばっかりでちっともええことがなかった。治療で治るかと思うから受けてきたけど、こんな状態になって、一つも楽じゃあない。病院の看護師さんはちっとも優しくなかった。あれもしたらいかん、これもするなって制限ばかりで、狭いベッドで我慢ばかりしていた。治ると思ったから受けてきたのに……」

「そうやったかね。我慢ばっかりじゃったんかね。完全に治ることがわかれば我慢もできるけどね。看護師さんが優しくなかったんかね。そうやったかね。

がんは再発したり、進行したときは、完全に治すことが難しくなってくるんよね。それじゃから治療は少しでも病気が進行することを抑えることが目的になるで、治りきらんということをしっかり踏まえとって、どんな治療を受けるかが大切になるんよね。そんときは、自分がどうしたいかという自己決定、ただ単に延命というより、より良く生きるという、そんな視点がぶち大切になるんよ。病院じゃあ医者は画像と数値と治療の話が中心で、生活のことは考えないで。早く竹籠が作れるようになるとええね」

「ほんにそうじゃ、皆がわしの竹籠を重宝して使ってくれている。嬉しいもんじゃ」

「皆、希望につなげて、前を向いていくことじゃあね。先はわからんで、今が一番大事で、今を生きることじゃね。苦しくないことが、ぶち大事じゃね」

「訪問看護師さんや先生が来ると、それだけで安心じゃ」

今日も一三万キロ走行したポンコツ・ホンダライフは、快走して家々を回っています。

財産は身につけるものである

彼の病床の枕元には、いつも月刊誌「致知」があります。

「今月号はもう読まれたかね」

「昨日、一日で読み終えたよ。また生きる上での気づきをもらったよ」

「そうかね。今月号で何が一番良かったんかね」

「『西郷南洲　その敬天愛人の人生に学ぶ』。西郷南洲顕彰館館長の高柳毅さんと、呉竹会会長の頭山興助さんの対談で、遺訓を読むとその中にある『廟堂《びょうどう》に立ちて大政を為すは、天道を行ふものなれば、些《ちつ》とも私を挟みては済まぬもの也。いかにも心を公平に操《と》り正道を踏み、広く賢人を選挙し、能《よ》くその職に任《た》ふる人を挙げて政柄を執らしむるは、即ち天意也』という一節は、今の政治家によくよく味わってほしいものじゃが、ぶち感銘を受けた。その通りじゃ」

「そうなん。私も購読しちょるけど、あなたのようになかなかすぐには読めんね」

「この雑誌を読みながら、今の我が国のあり方、方向性、国家としての誇り、政治を司る者が国をどこに向かわせていこうとしよるのか。国民はメディアに踊らされるんじゃなく、しっかりとした政治を求めたらいいのに。本当に情けない気がするなあ」

彼は戦後三年間シベリアに抑留され、辛酸をなめ尽くして帰ってきた経歴の持ち主で、帰国後、今のお茶屋を生業にし、お客様にいかに香ばしいお茶を飲んでもらえるか、こころを尽くして商売をしてきた人です。

このとき、彼はがんが脊椎に転移して脊髄障害が起こり、痛みも出現していました。ベッド上の生活でしたが、症状緩和を図ることで自分なりのリズムで一日を過ごすことができるようになっていました。

自室には、墨で「人心これ危うく、道心これ微かなり」と書かれた額が掛けられていました。

あるとき、お茶の香りについてお話をうかがったことがあります。緑茶は製茶してから火入れ（乾燥）するので、火入れの香りがする。茶の香りは、火入れのときにお茶の葉の中のアミノ酸と糖分から出ている。

火入れの良いお茶の葉は、アミノ酸を多く含んだ葉から得られる、などなど教えていただいた。

動けない彼の代わりに奥さんが家で火入れをされ、その香りを彼が嗅いで、愛飲されるお客様が喜ばれる仕上がりになっているか検査していたのです。


彼は、シベリア抑留生活のことをお孫さんによく語っておられ、お孫さんは彼の生き方をとても尊敬し、頼もしく思っていました。そして、中学の英語の弁論大会で、その抑留体験の話をスピーチすることになり、事前にベッドに横になる彼の前で流暢な英語のスピーチを聞いてもらいました。

題は「Harmony」。

ギターを弾くのが好きだった彼は、同じ収容所に抑留されていた上野の音楽大学を出た人と一緒に、セメント袋に五線譜を書き、仲間の慰めになるよう演奏しました。そのうちに音楽好きな仲間と合唱団を作り、ロシア民謡や日本の歌を演奏するようになったそうです。「ドナウ川のさざ波」を演奏したときには、ロシアの人たちからも大きな拍手を贈られたといいます。

そうしたエピソードを孫に語ってきかせ、国と国は戦争をするが、人のこころには国境はないと話していたそうです。


「私にとって財産とは、多くの書を読み、人にご縁をいただき、そこから様々なことを学び、それを自分の知識、智慧として身につけることなんじゃ。そのことが大切なんだ。財産とは、宝石やお金などを蓄えることに意味はないんじゃ。自分が学んだこと、いただいた教えを自分のものにして、日々実行していくことが大切なんだ」

「そうじゃね。様々な書籍や出会いから学んだことを自分の身につけることなんじゃね。そのことが財産なんじゃね。いいことを教えてもらった」

額に書かれている「人心これ危うく、道心これ微かなり」は、儒教の「四書五経」の一つである『中庸』の中のことばです。

深見東州《ふかみとうしゅう》（教育者、芸術家）は、このことばを次のように解説しています。

「人心これ危うく」とは、「人間心で行うとすべて危険だ」、「顕在智で考えて行う事柄は、いかなるときにも失敗の危険をはらんでいる」「物質的欲望にこそ、己の人格と修養と行いをだめにするすべての危険が潜んでいる」という意味で、これに対して「道心これ微かなり」とは、素晴らしい神性《しんせい》や仏性《ぶっしょう》や御魂《みたま》の発露といわれる道は、本来、非常に微かなものであり、日々に精進して、その灯が消えることがないように、しっかりと不動のものにしなければならない、という意味なのだそうです。

人間は肉体をもって生きています。だから、どうしても物質的なもの、つまり人心のほうを強く感じてしまいます。しかし、これに振り回されると結局、身の破滅を招くことになってしまいます。

では、どうしたらいいのでしょうか。その微かな灯火を大事に守り、不動の道心を身に備えなければならないのではないでしょうか。

彼の言う「財産は身につけるものである」という言葉は、まさに不動の道心を身に備えなければいけないという教えであることに気づかされました。

ゆかりちゃん

大学病院の地域連携室から「診療所の近くに住む六歳の女のお子さんですが、脳腫瘍です。ご両親がお家で看てやりたいとおっしゃっていますが、可能でしょうか」との相談がありました。「いいですよ」という返事をさし上げ、大学病院の調整会議に出席しました。

ご両親とお会いして、自宅でどう過ごしたいか、病気が変化したときは、また入院されるのか、呼吸ができなくなってきた時の対応などをお尋ねしました。

現在はどうにか口から少しずつ食事が摂れているが、量的にはごくわずかで、すぐに限界が来そうな状態ということでした。ゆかりちゃんはとても可愛い女の子で、自分の意思をきちんとお母さんへ伝える利発な子どもさんのようでした。

自宅に帰られるとすぐに往診しました。そのときは、ご両親と弟さんと一緒でしたが、時に祖父母がお手伝いに来ておられました。

ゆかりちゃんは座り心地の良いクッション式のイスに座っていました。少しずつストローで口から水分を摂っていましたが、半分ぐらいはこぼれてしまい、自分の左手でティッシュで拭いています。自分で頑張ろうとする姿がけなげでした。

この春、小学校一年生になったばかりのゆかりちゃんは、お母さんと一緒に三回学校に行くことができた、学校に行くことがとてもとても楽しかった、と嬉しそうに話してくれました。

病気の発症は左の顔面の麻痺で、ある病院の小児科に行き、耳鼻科で精査してもらったところ、脳幹部の橋《きょう》左側に小さな腫瘍が見つかりました。ご両親は、可愛い娘に現代医療で受けられるすべてのことをして治してやりたい一心でした。

大学病院の脳神経外科で抗がん剤の治療と放射線治療を受け、継続して内服の抗がん剤の治療中でした。小さい弟もいるので、入院していると二重生活になり家族がバラバラになってしまいます。できれば自宅で夫婦と子どもたちと一緒に、今を大事にしてもらいたいという思いが膨らんできました。病気が進行して厳しい状況にあるので、大学の先生も家で、生活の中で、最期の時を大事にされることに賛同されました。

自宅に帰ってからは、お母さんにしっかり自分の意思を伝えることもできていましたが、嚥下《えんげ》が難しく、咽《む》せることもしばしばで吸引器が手放せませんでした。耳も聴こえにくくなっていましたが、「アンパンマン」など好きなアニメは観ていました。

二週間ぐらいでほとんど飲み込みができなくなり、咽せることが多くなったので、鼻腔から細いチューブを入れて固定し、お母さんに注射器で栄養剤やお薬などを注入してもらうようにしました。酸素が少なくなってきたので在宅酸素も導入。弟さんも病弱でしたので、お父さんやお母さん以外に祖父母、奥さんのお友だちがみんなで力を合わせていました。

四週間ほど経った午後十一時ごろ、お母さんから電話で、酸素の数値が上がらないとの連絡がありました。すぐに往診すると、ゆかりちゃんの意識は薄れ始め、脳幹部の神経膠芽腫《こうがしゅ》の増大により呼吸中枢が圧迫を受け始めていました。これまでも意識が清明であるときに呼吸が悪くなった場合は気管切開することを病院の先生と相談していましたが、意識が混濁しているときについては結論は出ていませんでした。

お母さん、お父さんに、

「脳腫瘍が脳幹部で大きくなって呼吸中枢を圧迫しているから、呼吸が止まってもおかしくない状態よ。これから、呼吸が頻呼吸になったり、速くなったり遅くなったり、あるいは呼吸がパタッと止まることもありうるんよ。

そっと、このままお母さんの胸の中で看てあげると、ゆかりちゃんもきっととっても嬉しいと思うよ。弟さんも、お父さんも、おじいさんもおばあさんもみんないて、ゆかりちゃんがこれから大きく飛翔してくれることを夢みていたのにね。やっと小学校に上がって、たくさんたくさん楽しみがあったのにね。でも、ゆかりちゃんが自分の病気と闘いつづけ、あの生きようとする姿は見ていて涙が出ちゃうね。お母さんもお父さんも、言葉では言えないくらいつらいと思うよ。だけど、乗り越えるしかないよね。ゆかりちゃんは七つの海に羽ばたいて、天に昇ってまた地上に降り注いで、私たちを見守ってくれると思うよ。もう、あまり時間はないと思う。変化があれば連絡してください。すぐ来るからね」と言って家に帰りました。

その明け方五時ごろ電話があり、自宅を訪ねると、ゆかりちゃんはお布団の上で静かに可愛い顔で眠っていました。穏やかな寝顔でした。酸素を外してあげ、髪を撫でて、お母さんとお父さんに「彼方の世界に逝かれたねえ。ゆかりちゃんを可愛い姿に着替えさせてあげてね。

六年という短い、いただいたいのちだったけど、お父さんやお母さんや家族のみんなには、大きな大きな贈り物をゆかりちゃんは残してくれたんと思うけど。どんなじゃったかね」

「小学校一年生になって、ランドセルを背負って嬉しそうに行きました。とっても利発な子で可愛くて可愛くて。たくさんの思い出をつくってくれたんよ。きれいにきれいにして送ってあげたいと思ちょるよ」

「本当に、つらい中にも最期はご家族のみなさんに抱かれて逝かれて良かったなと思うね。頑張ってね」

それから数日後、医学雑誌に目を通していると、東京大学医科学研究所附属病院脳腫瘍外科の藤堂教授の研究について載っていました。その記事によると、単純ヘルペスウイルスの遺伝子を改変して、神経膠腫の腫瘍内に注射すると、腫瘍細胞を殺しながら増殖して、さらに腫瘍細胞に対するワクチン効果も引き起こすという画期的な治療法を開発されたとのことでした。この治療法で元気に過ごされている方がいらっしゃるそうです。

もしかして、ゆかりちゃんにこの治療がなされていれば、もっと元気に過ごすことができたのではないかと残念に思うとともに、医学の進歩にも目を見張る思いがしました。

最後まで仕事

山宮さんは数年前から、何となくみぞおちに痛みがありました。しかし、自営の仕事に追われて医者にかかることもせず、お店に立っていました。二年前に総合病院で診察を受けると、進行膵臓がんと診断されました。病気の状態の説明をすべて受け、抗がん剤の治療を受けることにしました。その後、仕事の合間に、病院の外来で治療を受け続けていましたが、病気は進行して、次第に食事が摂れなくなり、みぞおちや背中の痛みが増強してきました。抗がん剤も注射から経口剤に変わりましたが、進行は止められませんでした。

今年の五月に痛みや倦怠感などが強くなったため、すえながが内科在宅診療所に来られ、私はＣＴ画像と解剖図を見せながら、今の病気の状態を説明して、痛みの原因と取り方について図を描いて説明しました。

彼は、「元気なうちは外来に通院してくるよ。仕事を休むわけにはいけんけぃ。女房と一緒にしているクリーニングの仕事だから」

「そうかね。自分でできる間は、それが一番。自分でできると感じることが一番大事だけぃ。私たちは最後の最後まで自分でできることがとても嬉しいと思うよ。何かの役に立っていると感じることが喜びにつながると思うよ。動けなくなったら自宅に行ってあげるけぃ、安心しとったらええけぃ」

「お願いだけぃ。店には毎日出ているから。女房が客の相手をして、自分で体の調子が悪く、立っておられなければ、後ろのボンボンベッドに横になっているから」

「わかった。お店でえらくなったら、診察に行くから、安心しちょき」

それから二週間後、「外来に行かれなくなったので、うちで寝ているから来てください」との連絡があり、お店を訪れました。

お店はお客さんの衣服がきれいに整理され掛けてある狭い空間でした。スリッパに履き替え、お店の隅に行くと、彼はボンボンベッドの上で横になっていました。かなりきつそうな様子でしたが、このようなときでも、朝は奥さんの運転する車に乗って店に出るといって頑張っていました。

その間、「訪問看護おかふじ」さんが症状緩和などの医療処置だけでなく、本人、奥さんの思いを汲んで、安心して過ごせるようにと、死と対峙した方の心の苦しみや不安に細やかに寄り添っていました。やはり訪問看護は在宅医療の要であると思います。

私はいつも「医師は在宅には点で入るが、訪問看護は線で入っている。だから医師はてんで役立たず」と冗談で言っていますが、的は外していないように思います。そのくらい在宅医療、在宅ケアは訪問看護の力によるところが大きいと思います。特に最後まで住み慣れた自宅で過ごし、人生を生き抜いて逝くことができるのは、訪問看護のおかげであるとつくづく思います。

彼がお店に出られなくなり、自宅で休むようになったのは、亡くなられる一週間くらい前でした。

自宅に往診すると、孫たちが夏休みで山宮さんのそばに集まっていました。高校二年生のお姉ちゃんはバレー部、長男は野球部で、この夏の大会に敗れて、今日から山宮さんのそばにいるといいます。中学生の次男も野球部です。山宮さんは野球が好きで、つい最近まで実際に野球をしていました。また、孫たちに野球を教え、小学、中学、高校と孫の大会があれば必ず応援に出かけていたそうで、孫たちにとって、とても大切な人でした。

孫たちに「おじいちゃんは膵臓がんで治療を受けてきたが、がんが大きくなり、生きることが難しくなってきた。みんなの大好きなおじいちゃんじゃろ。小さいときから野球を教えてくれて、とても大事な人じゃろ。

おじいちゃんとおばあちゃんは一生懸命働いて、ちょっと前までお店に出て、最後の最後まで生きることを諦めないで、自分がここに存在して役に立っているんだと感じていたんだと思うよ。みんなもおじいちゃんの生き方を学んで、これから頑張っていかんといけんけぃ。代わる代わる、おじいちゃんのそばにいて、見守るといいよ。おばあちゃんはお客さんのために明日もお店に出てじゃけぃ、その代わりにみんなで知恵を出して、看てあげぃね。おばあちゃんもみんながいてとても心強いと思うよ。みんなでできるかね」

「大丈夫だよ。今日からおじいちゃんのそばに誰かがいて見守ることにしようね」

それから数日後、午前四時ごろ、家から電話があり、呼吸がおかしくなったとの連絡。訪問看護師さんにも連絡するように伝え、すぐにお家に向かいました。我が家を出るとき、田舎の夜空には星々が輝き、三日月が出ていました。

自宅に着くと、子どもや孫たちみんなが集まって、山宮さんのそばにいました。ベッドに静かに横になっていた山宮さんは、人生をやり終えたという静かで穏やかな表情でした。

お孫さんも涙の中にも、穏やかな表情でした。みんなで山宮さんの大好きな日本酒で末期の水をとってもらいました。孫たちの代わる代わるの「ありがとう。野球頑張るけぃ、しっかり応援してね」というその言葉には、山宮さんへの畏敬の念が込められていました。

「おじいちゃんは最後まで仕事をすることで、今を生きているということを感じられてきたと思うよ。病気から予測された時間よりはるかに長く頑張れたと思う。本当にみんなでよく看てあげられたね。今度はおばあちゃんがおじいちゃんを大事にするんだよ。おばあちゃんも仕事を続けて頑張られるけぃ、それが生きる喜びなんだと思うよ。おじいちゃんも満足しちょると思うよ。みんなのおかげでね。学校で勉強やスポーツで手を抜くと、おじいちゃんの一喝が天からとんでくるよ。みんな頑張ってね」。

孫たちは、みんなこっくりと頷きました。

いのちはこんな形で継承されていきます。生死は表裏一体、死を通して、生きることの意味を学んで、そしていのちのバトンタッチがなされるのです。

家を後にするとき、奥さんが外に出てきたので、二人で夜空を見上げながら、少し話をしました。

「本当に、ようしてあげたね。いろんな思いはあるだろうけど、二人で歩んだ道だけぃ、最後はありがとうの世界よね。これからも子どもさんや孫たちの成長を楽しみに前を向いて生きてくださいね」

「本当にありがとうございました。最期に先生と出会って、本当に良かった。主人も安心して自宅で過ごすことができ、とっても喜んでいました。今度、私の番になったらよろしゅうね」

東の空が白み始めていました。

生きる希望

留美子さんはコンピューター関係の介護に関する仕事を元気にこなしており、多くの友人に恵まれていました。旅行が好きで、海外にもよく行っていました。

体調が悪くなったのは三年前でした。膵臓がんと診断され、大学病院から外科手術や抗がん剤治療、免疫療法の治療などの説明を受けましたが、本人の選択で国内に十箇所ある陽子線治療を受けることになりました。鹿児島県指宿《いぶすき》の陽子線治療センターに二十日間、治療を受けに行き、その後、しばらくは順調な生活を送っていました。

しかし、二年ほど前より再び痛みなどが出てきたので、大学病院で詳しく検査してもらうと、膵臓がんの進行による腹腔内転移が見つかりました。骨転移もあり、痛みが出てきたので、再び陽子線治療を受けました。そして、普段の生活をしながら、大学病院で抗がん剤の治療も施行していましたが、一年ほど前より食欲の減退や腹満感が出現し、痛みも出始めました。ペプチドワクチン治療を施行しましたが、病気の進行を遅くはしても、食い止めることはできませんでした。

がん性腹膜炎が進行して消化管を締め付けるようになったため、小腸大腸バイパス術なども行われ、少しでも食べられるように工夫もされました。全身の栄養を補充するために中心静脈栄養チューブのポートの挿入、腹水管理にアスピレーションチューブ挿入固定など、大学病院でできうることはすべて行われました。壮絶な闘病生活をつづけてきた彼女は、自宅に帰ることを望むようになりました。大学病院は、全身の状態から家に戻ることは無理なのではと考えていましたが、院内の緩和ケアチームの勧めもあり、大学と同様な治療を継続できる在宅診療所として、当院に紹介されました。大学は生命予後は二週間ぐらいのように考えていました。

調整会議のため大学に出かけ、「訪問看護おかふじ」さん、ご両親、妹さんを含めて大学の皆さんと話し合いました。診察の結果、彼女の両下肢の浮腫は高度であり、自力では足が持ち上げられない状態でしたが、意識ははっきりされており、家に帰りたいとしっかりと言われました。

私が、「いつでも引き受けちゃげるよ」と伝えると、にこっと笑って嬉しそうな表情をされました。

それから二週間後、彼女は大学の主治医の先生、緩和ケアチームの先生、看護師さんに伴われて、自宅に帰ってこられました。身体には高カロリーの中心静脈ルート、腹水の留置バルーン、膀胱バルーン、痛みと腸閉塞のコントロールのための静脈注入ルート、イレウス管の留置と、五つものチューブが挿入されていました。

彼女の家はワンルームマンションだったので、居間にベッドを入れると日用品で狭く感じられましたが、自宅に帰られて、とても嬉しそうな様子でした。「訪問看護おかふじ」さんと相談して、これから予想される痛みや、腹部膨満感や吐き気、倦怠感などの多彩な症状緩和をできるだけ簡便にできるように、きめ細かく決めていきました。そして、できるだけ夜間は眠れるような工夫をしました。

症状緩和にあたっては、補液量を少なくして、ステロイド、利尿剤、サンドスタチン、モルヒネ、フェントステープ、非ステロイド性消炎鎮痛剤、抗潰瘍剤、眠剤など非経口的な利用に努めました。

自宅での療養をつづけていると次第に元気が出てきて、腹水も少なくなり、腹水留置カテーテルも外すことができました。彼女は口から栄養を摂らなければという思いで、残渣《ざんさ》（残りかす）のない流動的な物を食べられていました。低塩症候群になっていたので、塩の利いたお澄ましなどが美味しく感じられたようです。

独り身のため、ご両親がこまめに仕事の合間に訪れ、夜もお母さんがずっとそばにおられました。少し離れたところで暮らす妹さんもしばしば来てくれたり、友人もよく訪ねてくれていました。

生命予後二週間で自宅に搬送する理由がわからないと大学では言われていましたが、実際に自分の城に帰ると、そこには生活のにおいがし、医療だけではなく、気持ちの上からも一日の時間の変化を感じ取ることができます。そして何よりも、大好きなみんなに囲まれていることが、生きるエネルギーを押し上げているのです。少し化粧をして、妹さんにマニキュアもしてもらっていました。私とツーショットの写真の笑顔は、とても嬉しそうでした。比較的元気に過ごされるので、ご両親も本人も、もっと頑張れるのではないかと思っていました。

しかし、病気の進行とともにがん悪液質は進み、経口での摂取も次第にできなくなってきました。眠りがちになって、黄疸も出始めて、転移性肝臓がんの悪化か、膵臓がんの増大による胆道閉鎖が起き始めていました。

「訪問看護おかふじ」さんから「いのちへの期待が大きいようです。そのギャップがあるので、ご両親や本人に伝えたほうがいいのでは」とのアドバイスをもらいました。大学から帰られて、ほぼ一カ月が経過していました。

ご両親には、ここ数日ではないかと思うことを伝え、本人に「今の状態をどんなふうに考えちょるかね」と尋ねると、「先生、今から手術はできないのですか」との返事があり、私は、一瞬、「えっ」と声が出そうになりました。膵臓がんの今の状況と、黄疸が出てきていたので再度、眠くなる状態の話をし、「穏やかに苦しみ無く過ごして、一日でも長く生き抜いて逝こういね」と伝えました。

その次の日の真夜中、彼女は旅立って逝きました。

彼女には、このような状況でも「生きたい」という希望があり、そのためにこれからでもできることはしたいとの思いがありました。

患者さんは頭では理解できていても、生きる希望を持ちつづけられ、自分が死ぬということは受けとめづらいものです。若ければ若いほど「死」と向き合うこととは受容ではなく、チャレンジであり、最後には諦観しかないということを感じました。生きる希望は最後の最後まで持ちつづけたいものだと思います。

曜子さん

生活介護・自立訓練多機能型事業所の介護職員の方から電話があり、「利用者さんがぐったりして、脱水みたい。あまり食べていない。診察してほしい」とのことで、すぐ近くだったので、診療所に来てもらいました。曜子さんという女性で、痩せが激しくぐったりされていて、呼名反応はありましたが、いまに亡くなってもおかしくないような消耗状態でした。

問診で、四十代の若さでしたが独居で引きこもりがちで、生活支援がいる状態であることがわかりました。また、家のこと、自分のこともあまりできないので、介護支援が必要な状態でした。総合病院が好きで、何かにつけ総合病院を受診していました。後見人は実兄で、遠くに住んでいました。

診察すると脱水が著明で、心電図所見ではテント状T波が出現していたため高カリウム血症が考えられ、突然死が予測されるので、補液しながら総合病院に至急搬送しました。総合病院でもソーシャルワーカーを通じて、何回も入退院されている人で、以前から拒食症という診断もありました。

退院が決まって、今後は通院も大変なので在宅診療をお願いしたいとのことでした。病院へ退院調整に行くと、「先生、家で何でもしてくれるの？　私はこの病院がとても好きなのに……。ほんとに何でもしてくれるの？」

「何でもしちょるよ。注射も、薬も、床ずれも、外科で大きく切ったりはったりはせんけどね」「ほんとに何でもしてくれるん？」と訊かれます。

一応退院することになり、以前からとても慣れている介護施設の支援員と訪問看護師とヘルパーさんと一緒に関わることになりました。


彼女が介護施設から帰られる時間に自宅を訪れました。

古い農家で表玄関には鍵がかかり、納屋を通って、奥の台所のほうから入るようになっていました。裏口には、ちぎったガムテープがびっしりと隙間なく貼られていて、びっくりしました。戸には外からつっかえ棒がしてありました。

中に入ると台所は什器やゴミ袋、紙袋、広告、新聞など色々な物が積み上げられ、窓も開けられません。万年床が敷いてあるだけで、どこに上がって診察していいかもわからないような状況でした。奥のほうの廊下も同じような状況で、部屋は幾部屋もあるのに閉め切ったままで、掃除もされず、埃《ほこり》まみれでした。彼女の家での生活空間は積み上げられた雑物（本人にとってとても大事な物のようである）の中の万年床のみといった感じでした。マリリン・モンローのポスターが不自然に貼ってあるその家は、彼女にとっては最高の城でした。

初日から、「先生、何でもしてくれると言ったね。肛門が痛いの、肛門のそばが痛いの。便をするとき肛門の周りを押さんと便が出んの。先生、すぐ診て」と言って、脱いだお尻を突き出し、診察してくれと言います。診察用の手袋にゼリーをつけて様子をみると、軽い脱肛気味でしたが、出血も切れ痔もいぼ痔もありません。カンジダもなさそう、直腸内も腫瘤も触れず、血も付きませんでした。

「大丈夫だよ、少し脱肛気味だが出血も痛みもないよ。少し痒《かゆ》みがあるかもしれんけど、悪い病気はないんよ。大丈夫だけぃ」

「本当に大丈夫？　安心できんけどな」

「藪《やぶ》医者の前の筍医者だけぃ、迷医よりましぃね。わかっちょるかね」

「食べれんのをどうにかしてぇねぇ」

「点滴は脱水がひどいときなどに利用するので、今のところはしなくてえぇ」

「何もしてくれんかったら、総合病院へ行くけぇ」

「自分はここでこのまま寝るそかね。毛布か布団をかけんと寒いことないかね」

「このままでええ。ご飯はヘルパーさんが来て食べさせてくれるそ」

「きれいにせんと、鼠が出たり、ダニが湧かんかね」

「鼠が外から入るので、すぐに戸は閉めんと」

「ガムテープの目張りは何でしちょるそ」

「鼠が外から入るから」

「え、うそじゃろ。家の中に鼠はたくさんいると思うけどな」

彼女には彼女の理屈があるみたいなので、笑うに笑えない思い。これも彼女の生き方なのです。

彼女は、朝と夕方のヘルパーさんによる食事の介助と見守り、昼間の介護施設への送迎、週に二回ほどの訪問看護、二週に一回の診察の計画で見守られていました。病院には地域連携室を通して連絡対応していました。ちなみに掃除などは彼女が拒否するので、ほとんどなされていませんでした。

診察に訪れた際に、靴を脱ぐ場所もなく、どうしたものかと思っていると、彼女が「靴を履いたまま上がって診てよ」と言います。しかし、いくらなんでもそれはできないので、靴を脱いで万年床の上に上がり、彼女を診察する。そんなことも何度もありました。

在宅診療をしていて思うことは、生活の舞台として住み慣れた我が家に勝るものはありませんが、やはり独居や老夫婦にとっては、生活環境によって色々な支援がいるような状況になっています。でも、どんな環境でも我が家が自分の城であり、動きたくないというのが一番の思いでしょう。やはり介護支援やインフォーマルな支援が必要と思われます。

一方、高齢化に向けて入居施設が雨後の筍のようにつくられています。施設の理念が無いまま住居としての箱物はできます。しかし、それを運営するには、その施設の理念が最も大切ではないでしょうか。理念が無く、高齢化に向けて単に入居者を募集して、入居料を安くして、施設内のデイサービスやヘルパーステーションを利用する施設もあります。そして、利用者さんには選択権もなく、日曜から一週間、毎日デイルームに集められ、デイサービスの時間のほとんどをイスに座らされています。熱があっても、自室では見守れないという理由でデイルームに連れて行かれ、ベッドに寝かされています。

これは、介護施設型肺炎などの原因となりかねません。

デイサービスの利用など、同一施設内の介護のあり方を考えないと、介護保険はうなぎ上りになり、破綻すると考えられます。やはり施設を経営する皆様方が、介護の理念をしっかりと意識して行動しないと、悲劇が起こりかねません。その面から見ても、自分が中心で、わがままが言え、寝たい時には寝て、食べたい時に食べ、すべての時間が自由になる自宅に生活支援を入れるほうがいいと思われます。

また、ホームホスピス宮崎の市原美穂さんが始めたホームホスピス「かあさんの家」のように、自由度が高く、見守ってもらいながら、外にも出たり、季節のものを味わったりしながら、すべての人が、その人生を穏やかに、隅に追いやられず、尊厳を持って、尊重され、人生を生き抜いて逝くことのできる場所がとても大切であると感じます。

曜子さんは進行胃がんが見つかりましたが、手術の適応もなく、痛みもあまりなく、次第に痩せ、食も細くなりましたが、自分の城から離れることはありませんでした。

最期まで、診察のときは戸を開けて入ると「すぐ閉めて、すぐ閉めて、鼠が入るけぃ」と言いつづけた曜子さんは、ある朝、訪問看護が朝早く訪問すると、万年床の中で静かに眠りについていました。

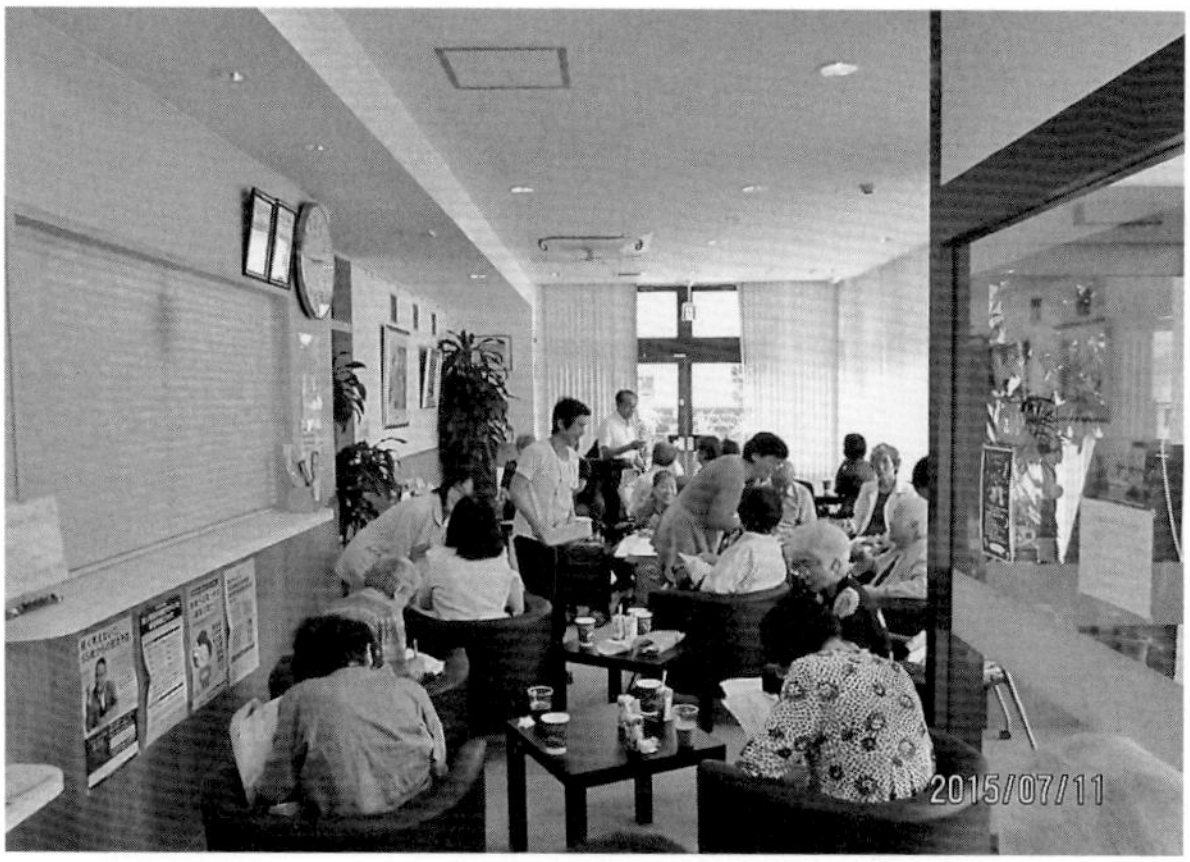

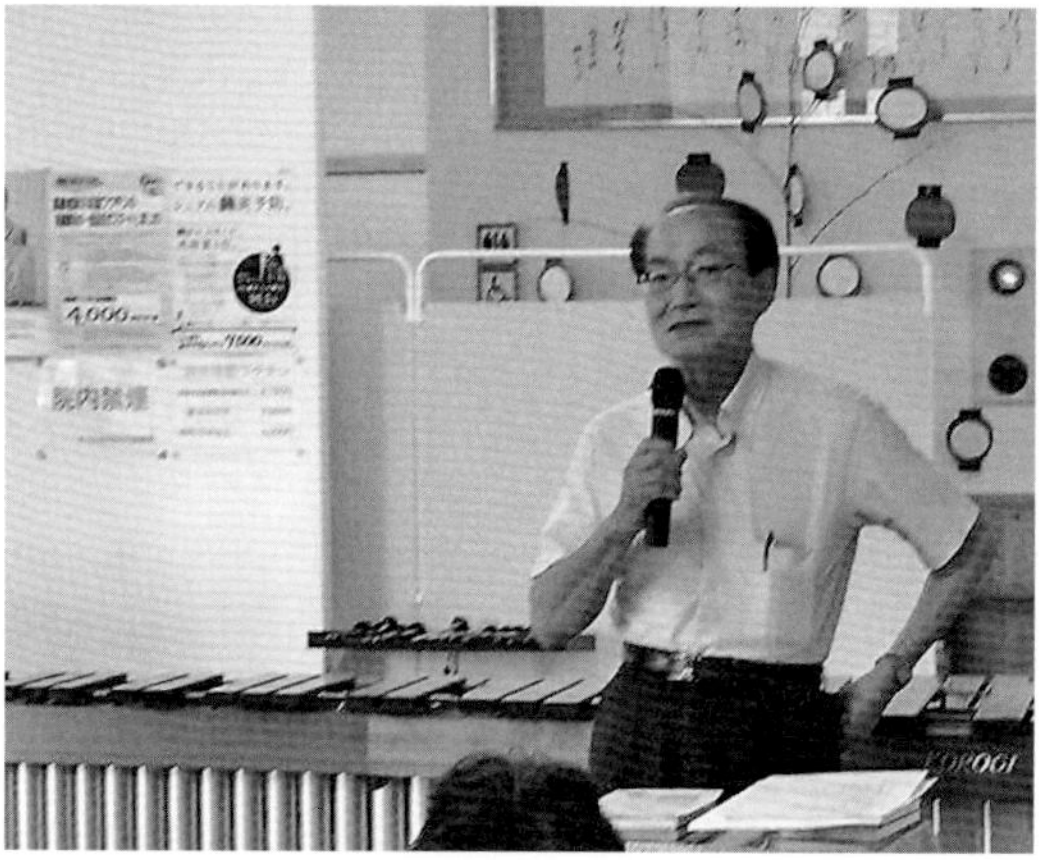

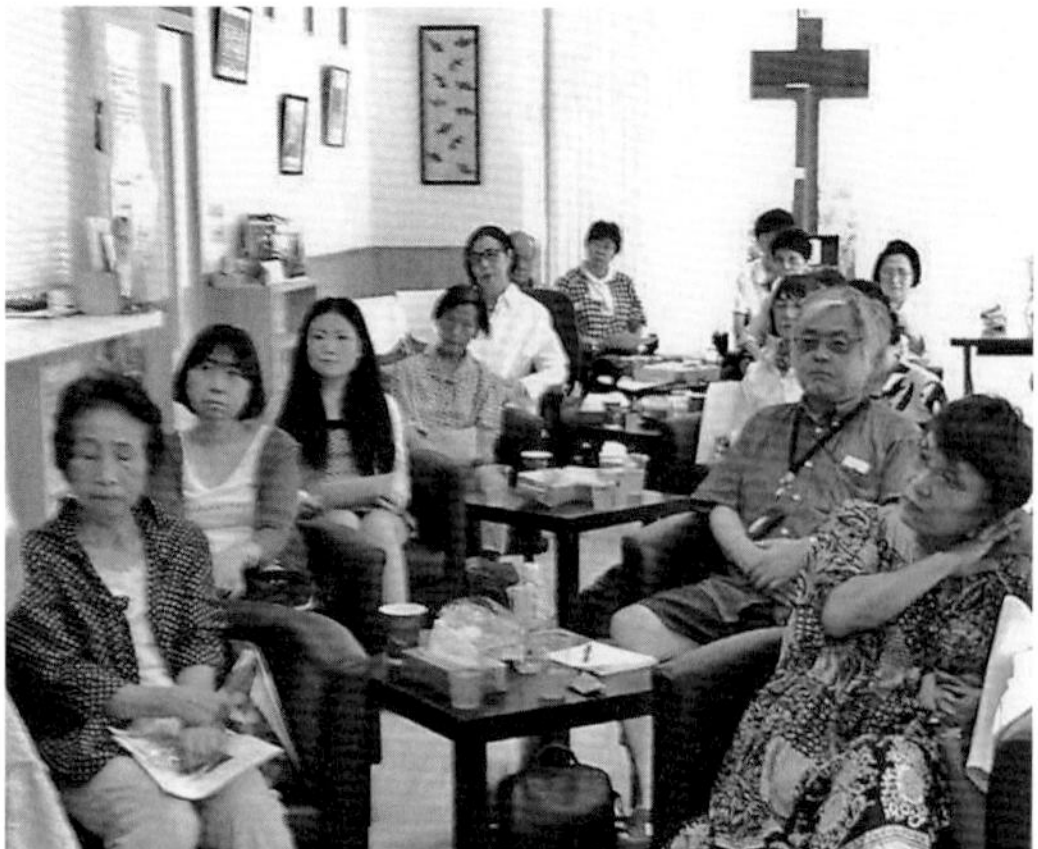

すえなが内科在宅診療所の「生き粋サロン」の風景

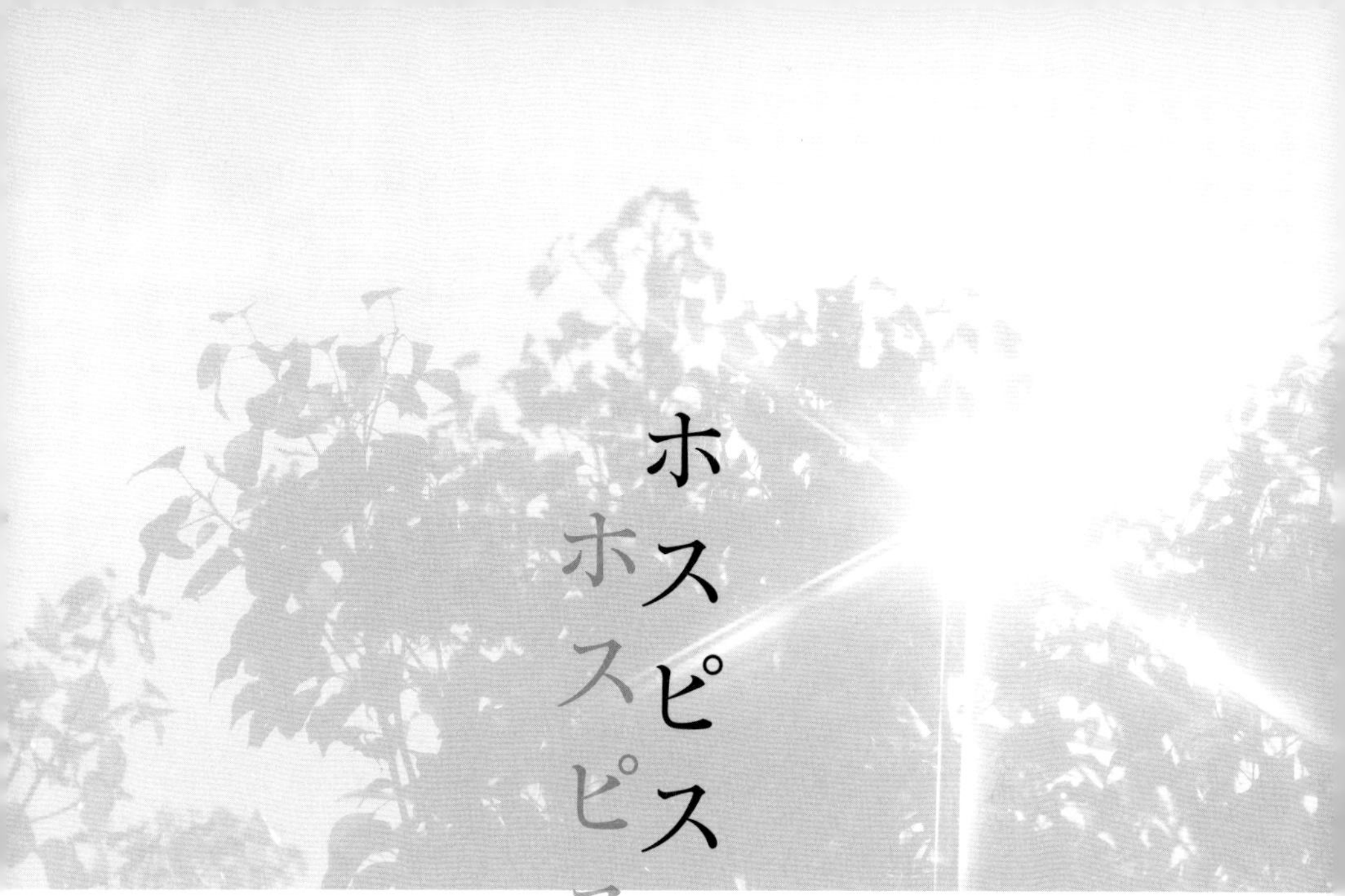

ホスピスの意味を問う

ホスピスの意味を問う

人は、身近に死を感じるようになると、最も大切なことをはじめなくてはという思いになるし、真実なもの、価値あるものを求めるようになる。

また、不可能なこと、無価値なことを見分ける感覚が出てくる。また、不条理な人生に深い怒りをもち、また、過ぎ去った多くのことに後悔し、深刻な虚無感に捕らわれる。

ここにスピリチュアルペインの本質がある。

Dame Cicely Saunders:Hospice Future,1993

スピリチュアルペイン

答えのない悲しみを受け入れる

皆さんは、いのちをどう考えておられるだろうか。

『語源由来辞典』(http://gogen-allguide.com) によると、「いのち」とはいのちの「い」が「生く」、「息吹く(いぶく)のい」で「息」を意味とした。「ち」は「霊」の意味とした、生存の根源の霊力の意味とする説がある。また、いのちには生命、寿命、使命、天命などの意味が含まれている。

すなわち、この世の自己の存在は目には見えない大いなる存在(私は天というが)、とのつながりがあり、そのもとで私たちはこの世にいのちをいただいて、自分の人生を歩んでいく。

そして、病気になって疾病の進行に伴い、様々な症状や日常生活動作の障害を体験する。それまで当然のごとく行ってきたことができなくなり、自分に対して価値を見出せなくなり、自信を失い、自己に対する認識を変えざるを得なくなる。さらに、自分の死が近づいていることを感じ、「人間は死を免れることができない存在である」ということを意識することになる。自己の存在が消滅してしまうことに恐れを感じたり、存在の意味を失ったり、虚しさを覚えたりして、患者は苦悩する。

このように、人生の締めくくり方を考えざるをえない状況におかれる。このような根元的と言える苦悩に対して、人生や自己の存在の意味を見いだせるような援助が重要である。ここにスピリチュアルケアが必要になってくる。

皆さんは、「スピリチュアルペイン」(Spiritual Pain) や「スピリチュアルケア」(Spiritual care) という言葉を耳にされたことがあるだろうか。

元東北大学医学部麻酔・救急医学講座疼痛制御科学分野教授で現在岡部医院仙台院長の山室誠先生から、我国における Spiritual への概念について私に意見を求められた。先生は医療における Spiritual Pain、Spiritual care 等について書簡をくださった。その中で、

二〇一二年、春の高校野球の開会式での石巻工業高校、阿部翔人《しょうと》君の選手宣誓は、被災者が苦しんでいるのは Spiritual Pain であることを、全身全霊で受け止めているものであった。

チームのメンバーの中にも身内を亡くした人、家が流された選手も居たが、そんな彼らが、支援活動にいそしみながら作り上げた宣誓文でした。

「被災された方の中には、苦しくて心の整理がつかず、今も当時のことや、亡くなられた方が忘れられず、悲しみに暮れている方がたくさんいます。人は誰でも、答えのない悲しみを受け入れることは苦しくてつらいことです」

彼ら自身は、Spiritual Pain などという言葉を知らなかったと思うが、この宣誓文に勝る Spiritual

Pain の説明はないと思った。

と述べられている。

私たちは、健康で家庭も円満で、仕事に邁進して身体的にも精神的にも社会的にも充実しているときには、あまり深くスピリチュアルについて考えることもない。しかし、そこに破れが生じた時、例えば病気になり生死の世界に直面した時、会社が倒産して日々の活計《たつき》を真剣に考えなければいけなくなった時、心が病み日常生活がこなせなくなった時、日頃、気にもとめなく過ごしていたことが、こころの奥から根源的な叫びとなって浮かび上がってくる。

病いや不慮の事故などに襲われた時、平穏な日常に亀裂が入り、人間のスピリチュアルな次元が苦痛となって現れる。これをスピリチュアルペインという。

多くは Why me? との思いが浮かんでくる。

なぜ、私ががんになったのか。

なぜ、私はこんな病気になってしまったのか。

どうして私がこんな目に遭わなければいけないのか。

どうして私にこんな試練が押し寄せてくるのか。

なぜ、私がいじめられなければいけないのか。

こんな中途半端で死ぬなんて、私の人生は何だったのか。

非日常の世界が姿を現してくる。これが Spiritual Pain と言われるものである。「不条理で答えのない自らへの問いに、苦しみながらも何とか人間として生きていくための存在能力に関わる事柄」だと考えられる。

山室先生は書簡の中で次のように述べている。

また「Spiritual Pain」が、〝死に至る病の Total Pain の構成因子〟であることから考えて、Spiritual Pain とは「希死願望を起こさせるような苦痛と苦難」と考えられる。さらに希死願望とは、生きる価値と生きる意味と生きる目的を失った場合に生じると言われる。がん終末期患者の「死ぬのが怖い」「死にたくない」と言うのも、逆説的な表現で、広い意味での希死願望に入るそうである。

したがって、Spiritual Care とは、希死願望を喪失させるための Care、すなわち生きる価値と生きる意味と生きる目的を実感して「こんなに苦しい〝にも関わらず〟、今は生きて行く望みも見当たらない〝にも関わらず〟生きる、生きて行こう」という想いを起こさせるような支援や対応と言うことになる。そして、これらの支援や対応を「Spiritual Care」と言い、「Spiritual Care」により「Spiritual Pain」が解消されることが「癒し」(Healing) になる。

それではスピリットはどのように考えたらよいのであろうか。

スピリットの概念(Oxford Dictionary of Current English, 新英和大辞典訳、研究社、一九八〇年)

・生命の息、生気、精気(神によって吹き込まれる息の中にあると考えられた生命力の根源)

・人間の知的・感情面の心の働きとしての精神、心構え、心

・人間の霊的部分、霊、魂

スピリットの定義

Spirit ＝霊

Spirituality ＝霊性

Spiritual ＝霊的

日本語にふさわしく訳することが困難といわれ、現在ではスピリチュアルという表現が多い。日本語では〝魂〟という言葉がいちばん近いのではないかという説もある。

それではスピリチュアル、スピリチュアリティとはどのように考えたらよいか。

スピリチュアリティとは人生の危機に直面して生きる拠り所が揺れ動き、あるいは見失われてしまったとき、その危機状況で生きる力や、希望を見つけ出そうとして、自分の外の大きなものに新たな拠り所を求める機能のことであり、また、危機の中で失われ生きる意味や目的を自己の内面に新たに見つけ出そうとする機能のことである

(窪寺俊之『スピリチュアルケア入門』、三輪書店、二〇〇〇年)

「健康」な生活を存在の唯一の舞台としてきた人にとって、やがて完全に自己が失われるという現実を受け入れるまでのプロセスは容易なものではない。

しかし、そこに、Spiritualな人間という新たな視点が加わると、極限悪としての死ではなく、スピリチュアルな人間存在にとって当然の一段階の死が見えてくる。スピリチュアルな健康を維持することによって「健康な死」という可能性が浮かび上がってくる

（伊藤高章「ターミナルケア」〈10―2〉、三輪書店）

人間存在には四つの次元があると村田久行先生（京都ノートルダム女子大学大学院人間文化研究科 教授）は言っている。

身体的存在である私、心理的存在である私、社会的存在である私、スピリチュアルな存在である私、これらは日常生活の私（自明性の世界）である。

（村田久行「ターミナルケア」〈12―5〉、三輪書店）

スピリチュアルペインやスピチュアルケアを理解する上で、医療におけるスピリチュアリティはどうとらえればよいか。

窪寺俊之氏は、なぜスピリチュアリティ覚醒が起こるかについて次のように述べている。

「死に直面すると、患者は平常時よりも敏感になり感覚的になる。そして、不安、恐怖、いらだち、孤独

感などが増大する。また、健康な時には無視してきた超自然的な出来事にも敏感になる。また、生きる意味や目的などへの関心が鋭敏になる。このような傾向が超自然的な事柄や超自然的存在へ関心を深めさせ、スピリチュアリティ覚醒の動因になる」

内なる世界と絶対世界

私は、スピリチュアル覚醒とは、内なる世界と絶対世界との出会いであると考える。死が迫った患者は未来への希望が見いだせなくなる、愛する人と別れなければならない、自分で自分のことができなくなる。すべてが削ぎ落とされていく。最後に残るのは自分が生きてきた人生の意味、価値といった内なる世界との対話と、人間の及ばない大いなる力・絶対世界（これは人の心の深奥にあるもの、天であったり、超自然であったり、阿弥陀様であったり、キリストであったり、サムシンググレートであったり）に委ねざるをえないという気づき。ここにスピリチュアリティが覚醒すると考える。

心理学や終末期医療のケアにおいて、人の幸せや生活の質（クオリティ・オブ・ライフ・ケア）などを考える上で大切な考え方である。山室先生は書簡の中で次のように述べている。

スピリチュアリティという用語の広がりは、一九九八年に世界保健機関（ＷＨＯ）が新しく提案した健康定義に spiritual が含まれていたことに始まる。以下が提案された健康定義である。

Health is a dynamic state of complete physical, mental, spiritual and social well-being and not merely the absence of disease or e or infrmity.

「健康とは、完全な身体的、心理的、スピリチュアル及び社会的福祉の動的な状態（静的に固定されていない状態）であり、単に疾病または病弱の存在しないことではない」

新たに提案された定義（一九九八年）では、dynamic と spiritual という部分が新たに追加されている（この提案は現在まで保留されている）。spiritual（スピリチュアル、霊的、宗教的）の追加は、人間の尊厳や生活の質（ＱＯＬ）の確保を考えるために、必要かつ本質的なものだという観点から提案されたと言われており、スピリチュアリティを、人間として生きることに関連した経験的一側面であり、身体感覚的な現象を超越して得た体験を表す言葉として捉えられた。

この時点で、すでに、「健康とは身体的のみならず、精神的・社会的に健やかなる状態」と定義されていた。

ここで理解してもらいたいのは、spiritual なものとは、世界各国を代表する人々が宗教や風俗の違い、言語の壁を乗り越え、わざわざ言葉の定義を決めてまで真剣に討議するような、それ程大切な事柄だということである。これが Spiritual Pain と言われるものである。

「不条理で答えのない自らへの問いに、苦しみながらも何とか人間として生きていくための存在能力に関わる事柄」だと考えられる。

トータルペイン、トータルケア

近代ホスピスの母と言われるシシリー・ソンダース女史が提唱された概念であるが、Painという言葉は痛みに限定されず、「自分には重荷だ」とか「つらい」というような意味でも、It's my painなどと言うと述べている。苦痛としては身体的な痛み(Physical Pain)、精神的な痛み(Mental Pain)がある。さらに痛みと言うよりは苦難と捉えた方が理解しやすい社会的な痛み（Social Pain）がある。

これは病気による失職とか借金による家計の破綻など経済的な苦難、家族が背負う労力的、時間的な負担など、社会的な問題から起こる苦しみを言う。

四つ目がSpiritual Painである。この概念が紹介された当初は、宗教的な痛みとか魂の痛みなどと訳されたこともあるが、緩和医療の分野では、「スピリチュアル」と、そのまま片仮名で表記することにした。たとえば、脳血管障害の患者は、我々の目に見えるのは麻痺という身体的な症状であっても、患者・家族は精神的、社会的、spiritualな苦痛と苦難があるはずである。

しかし、麻痺という身体的な症状が前面に大きく出ているので、医療従事者はそれ以外の痛みや苦しみに気付かないし、気付こうともしない。たとえ気付いたとしても、医療保険で治療される対象には考えない。まして、家族の苦しみや悩みなどは医療従事者には無関係なことだった。

「Mental Pain」の症状が前面に出ている患者は、強い症状しか見ない従来の医療の考え方から言うと、鬱・適応障害・認知症などの精神科担当の疾患と言うことになる。

しかし、Total Pain の視点で見直すと、精神的疾患の患者も、不眠や食欲不振などの身体的症状に加えて、家計の破綻や誤解による人々の差別など社会的苦難、さらには自殺念慮などの spiritual な面での苦痛と苦難があるはずである。これらは精神科医による医療保険での治療の対象とはならなくとも、看護や介護などを含めた広い意味での医療の対象として考慮されなければ、本当の治療にはならないという考えである。

同様に Social Pain が強い人々は、従来の考え方からすれば社会的弱者と言われ、医療とは無関係のように取り扱われてきた。しかし路上生活者や落ちこぼれと言われる人々は、アルコール中毒や生活習慣病など身体的症状、そして働けない・栄養不足などの困窮状態から来る社会的苦難、さらに家族を見捨てた罪の意識など、精神的にも spiritual な面でも苦痛と苦難を背負っている。そこで単に経済的な援助のみならず、Total Pain の中の Social Pain の要素が強い患者と認識した上での対応が必要となる。

ホスピスでのがん終末期医療を経てソンダース女史は、「がんに限らず、どんな病気の患者でも、その背景には必ず身体的、精神的、社会的、スピリチュアルの四つの苦痛と苦難がある。我々が病人あるいは患者と呼んでいる人々の身体的疾患とは、四つの要因の内、身体的苦痛の部分が大きいに過ぎない」。だから「Total Pain を緩和する Total Care こそ医療の本質である」として、これをホスピス運動(Hospice Movement)と命名し、一九八〇年初めから普及活動を行っている。

本邦と異なり、欧米では Total Pain の概念は、がんに限定されず、ＡＩＤＳや神経難病などの対応システムとしても、その守備範囲を広げて来た。

しかし、それ以上に評価されるのは、医療従事者中心の医療や疾患の治癒だけを目指してきた医療の在り方自体の変革を目的とするホスピス運動（Hospice Movement）として成果を上げてきたことである。

Hospice Movement は、一九九一年九月にポルトガルのリスボンで開催された第三十四回世界医師会総会で採択された「患者の権利に関するリスボン宣言」や一九九五年の「パリ宣言」を生みだした。これらが、患者の決定権の尊重や informed consent などに繋がった。

そして、何と言っても決定的な事は一九九八（平成十）年にＷＨＯの健康の定義の改変を促した事である。このことは前出した。

しかしながら、本邦では spiritual については出来るだけ触れないようにしている。

〝がん〟や〝エイズ〟など死に至る病の医療や看護からようやく学んだ Total Pain の概念の根本を支える spiritual という言葉の重みも深さも、畏敬の念も日本人にはないように感じる。

私は、Spiritual Pain とは実存の喪失の時に湧き上がる苦悩だと思っている。Spiritual Pain を、魂の痛みあるいは霊的な痛みと考えればその苦悩を救うものは祈りしかないように思う。

私たちの日本の精神文化は聖徳太子の時代から「臨終行儀」があり、ホスピスと類似性をもつ宗教的医療施設の「無常院」「往生院」「看病堂」があり、臨終の場面で、看取りの方法として行われた「臨終行儀」即ち「死にゆく人びとの経験を基にして作られた、死にゆく個人と看取る側の望ましい死への対応法」というものがある。我が国のホスピスの現場はスピリチュアルを支えるチャプレンなどが普及していない。

岡部健先生は自ら死に逝く時に死の道しるべがいると訴え、日本のホスピスに臨床宗教師を育成することを最期まで求め続けた。日本の宗教性の中に全ての生きとし生けるものにいのちを見つけ、アニミズムの祈祷が魂を救うという文化が根底にある。

東北大震災でも、漁師の方が、海の藻屑となって帰らぬ人の魂に対して、漁船で海に出て僧侶に祈ってもらい、故人が大好きであった酒を海に流して清め、さまよう魂を鎮めたとうかがっている。そして、その後は魂がもうさすらうことがないと考え、やっと自宅の仏壇に線香を上げる気持ちになれたという。

それほど私たち日本の精神性には死者の霊，魂への思いが深いのである。

在宅という選択肢

緩和ケア、緩和医療は国の政策として広く認知されるようになったが、それは入り口のことにすぎない。もっと深いところに、私たち緩和ケア医（ホスピスに関わるもの）としての役割があると考える。

私たちは、無限の世界からいただいた「いのち」そのものであり、唯一無二の存在であり、「いのち」は存在していることに意味がある。であれば、我々ホスピスに携わる者は、患者さんが「ここに存在していることに意味がある」と気づけるような関わりをもたなければならない。

それは、私たちがいかに彼らに寄り添い、残された時間の中で架け橋として関わることができるかということであろう。架け橋とは、患者さんとご家族のこころの架け橋であったり、孤立化しないための社会との架け橋であったり、時間と空間を超えたいのちの継承をイメージする架け橋であったりする。

その場に関わる私たち一人ひとりのこころに柔らかさがなければいけない。私たちのこころにゆとりがなければ、患者さんやご家族に安心感をもたらすことはできない。私はスタッフに「こころはいつもゴム毬《まり》でなければいけない。こころが鏡では疲れますよ」と伝えている。

患者さんや、そのご家族が安心して今を生き、いただいた「いのち」を全うしていくためには、時間と空間がとても大切になってくる。その場は緩和ケア病棟だけに限らない。住み慣れた我が家、病院、施設であっても、患者さん、ご家族が安心して過ごせる場であれば、どんな場でもいいと思う。選択するのは患者さんとご家族であり、私たちはその「選択できる」システムを、多職種と連携して作っていかなければならない。

「最期まで我が家で暮らしたい」この願いをかなえるために

我が国では、地域に根ざした文化や生活スタイルがある。その文化の中で、看取りや葬送の作法が行われてきた。しかし、現代社会の中で核家族化、団地生活など生活スタイルの変化により、個々人の関わりや、地域のコミュニティが都会を中心に失われてきている。

元来、日本人は、生きとし生けるものすべてに神を見出し、祀り、敬い、感謝の気持ちを表してきた。私たちが置き忘れたり、捨て去ってきたりしているこうしたこころと行為の中に、地域のコミュニティとしての生き方、終え方があるのではないかと思う。

私たち一人ひとりは無限の世界からこの世に生を受け、人生を歩み、また無限の世界に戻らざるを得ない。私たちは死に直面したとき、湧き上がってくる根源的な叫び、すなわち自分のこの世の存在が失われていくという苦悩、言い換えれば不条理な人生を直視したときに深いスピリチュアルペインが起こってくる。私たちはその苦悩の中で、その瞬間まで今を生きている。自分の人生に意味を見出し、価値を見出して安寧な気持ちで終えていけるようにありたい。その瞬間まで自己の実存を感じ、肩の荷をおろして、旅立ちたいものである。

どのような人生を歩もうとも、一人ひとりの人生には必ずキラリと光るものがあり、存在すること自体に意味がある。この二度とない人生において、その瞬間まで実存を感じられるような場がとても大切だと思う。住み慣れた我が家で最期まで暮らしたいと望むことはとても大切である。患者と家族が生活の中にいることに意味がある。我が家では最期まで自己実現を追求することが可能であり、納得のいく死を迎えることができる。そして、そこでいのちの継承が行われ、家族は、いのちへの尊厳を学ぶことができる。

これを支えるのが地域での医療、看護、介護、福祉の総合的なケアであり、ボランティアなどのインフォーマルな支えによって、協働して取り組んでいく必要がある。

看取りとは、その人が歩んだ全人生を看取ることであり、その看取りができるのは共に歩んだ家族や親族や友人や地域の人々だと思う。私たちの社会は複雑化してきている。少子高齢化の中で一人ひとりの人生の生き方や終え方の価値観も変化し、多様化している。

今こそもう一度、地域に根ざしたコミュニティ・ケアの中でのホスピスを考える必要がある。

在宅ホスピスの条件

今、医療は日進月歩しており、すべての医療行為は延命のために行われている。地域の基幹病院では二十四時間対応で医師や看護師やその他の医療職のチームで関わり、専門的な立場で連携して最先端の技術を駆使した医療が行われる。そこは社会復帰や、もとの生活に戻すことが目的で、治癒を目指す医療を行う場所である。機械に囲まれ、騒々しさの中にあることが多いが、救命のためには必要なことである。しかし、そこには守らなければならない規則がある。

在宅は生活の場である。自分の病気が治らない場合には、住み慣れた自宅で人生を終えたいと願う人は多い。在宅は今、苦痛の緩和や症状コントロールに関しては、病院と変わらぬ処置ができるようになってきた。

がん患者さんが望まれるのは次のようなことである。

・家で最期を迎えたい
・医師には、ひとりの人間として接し、そして決して見捨てないでほしい
・痛みや症状の管理をしっかりしてほしい
・心理的なケア、スピリチュアルなケアを重視してほしい
・家族のサポートをしてほしい

在宅ホスピスの良さは、そこに関わる医療者が医療目線にならないこと、医療管理からの脱却であると思う。在宅ホスピスの草分け的存在であるクリニック川越の川越厚先生は次のように述べている。

日常生活を支える医療とは、次のようなものである。

・生活を阻害する不要な介入を行わない医療
・日常生活を阻害する苦しみをしっかり緩和する医療
・日常生活を送る上で、患者と家族に安心を与える医療

そして、在宅ホスピスケアを行うには、次の条件があげられる。

・患者・家族の強い希望と意思があること
・家庭内の介護力が確保されていること
・かかりつけ医がいること
・充実した訪問看護や介護サービスが受けられること
・痛みや苦しみを軽減するような医療が受けられること

生活の中の存在である患者にとっての在宅は、次のような利点がある。

・生活の中で自分の存在が確立していること

・束縛のない自由でわがままな生活を最期まで実現することができる
・最期まで自分の役割がある
・生きる希望を失うことなく生き抜くことができる
・住み慣れた最も居心地の良い場所であり、そばに一番いてほしい人（家族など）がいつもいる
・家族による手厚い看病を最期まで受けることができる
・自分の仕事を最期まで全うすることができる
・家族にとっては二重生活にならない

在宅ホスピスを選択することで、生活している場が「終のすみか」になり、病いや老いによりいのちに限りがみえてきたとき、自然の流れの中で家族や日々の介護をする人によって、穏やかに人生を終えていくことが可能なのである。

「死の臨床研究会」と日本のホスピス運動

死の臨床における真のホスピスケアを求めて

私は現在、「日本死の臨床研究会」の顧問を務めている。この会は一九七七年にスタートした、我が国におけるホスピス緩和ケアの最も歴史ある研究会である。その原点は「死の臨床において、患者や家族に対する真の援助の道を全人的立場より研究していくこと」という会の目的にある。

私は、二〇一一年度から世話人代表を引き継ぐことになった。

当会には約二六〇〇名の会員がいる。北海道から九州まで各ブロックがあり、支部大会が開催され、年に一度、全国大会を開催する。医療関係者だけでなく一般の市民参加型の研究会である。学会にしない理由は、市民に開けた立ち位置をとり、一人ひとりの「いのち」への向き合いを探究していく学問的研究会を目的としているからである。医師、看護師、薬剤師、介護福祉士、医療ソーシャルワーカー、僧侶、ボランティアなど多岐にわたる職種と一般市民からなる研究会である。

「死の臨床」とは、死に直面したときに湧き上がってくる根源的な叫び、すなわち自分のこの世の存在が失われていくという苦悩、言い換えれば、不条理な人生を直視したときの深いスピリチュアルペインの中にある人々への寄り添いだと思う。

スピリチュアルペインとは、己の実存の喪失であろう。私たちが生きていく上で最も大切なことは、あるいは生き甲斐とは、自分の実存、すなわちこの世の存在の意味を感じ、「生かされている」、「必要とされている」と感じることであり、この実存の喪失、生きている意味の喪失こそがスピリチュアルペインだと考える。

ホスピスとは、目の前の悩める人にいかに手をさしのべるかという哲学であり、私たち一人ひとりが、いただいた「いのち」をその人らしく生ききることであり、医療をはるかに超えた「いのち」の尊厳を大切にすることだと考えている。

すべての人々は苦悩の中で、最後の瞬間まで今を生きている。私たち医療者、またコ・メディカル（医師・歯科医師以外の医療従事者）はそれぞれの専門性を生かし、チームとしていかにして患者・家族のこころの架け橋となり、灯明を照らすことができるかが問われているのだと思う。死の臨床において、すべての人々が自分の人生に意味を、価値を見出して、安寧な気持ちで終えていけるようにありたいものである。

私たち一人ひとりは無限の世界からこの世に生を受け、人生を歩み、また無限の世界に戻らざるを得ない。どのような人生を歩もうとも、人生には必ずキラリと光るものがあり、存在することそのことに意味がある。この二度とない人生を、その瞬間まで実存を感じられるような場がとても大切だと思う。

ホスピスとは、治癒が望めないから入る最期の場所ではなく、その瞬間までより良く生きる場である。そのために、時間と空間がとても大切であり、生きるということを考え、いのちを学ぶ場であると思う。ホスピス緩和ケア病棟に限らず病院でも、住み慣れた我が家でも、患者さんとそのご家族が安心して最期まで過ごせることが大切なのだと思う。

そして、看取りとは、その人が歩んだ全人生を看取ることであり、それができるのは、ともに歩んだ家族や親族や友人などだと思う。最期のいのちは、家族にお返ししなければいけない。

第三十四回死の臨床研究会の蘆野・長澤両大会長がご挨拶の中で、「学びの場である看取りを、非日常性の医療の場から日常の生活の場、あるいは日常的な環境になるように配慮した場に移すこと、医療者ではなく家族や親族あるいは友人などが看取るように配慮すること、地域社会が看取りを支援することが、今重要であると考えます」と言われている。この研究会の原点だと思う。

がん対策基本法に基づき、国民に広く緩和ケアの普及・啓発がなされ、医療的な面では進歩しつづけている。しかし、柏木哲夫先生の言われる人の死は医学的出来事ではなく、人間学的、社会学的な出来事であるということである。医療の進歩に伴い、多くの恩恵がもたらされているが、人の死は決して医療では救えない。この世の存在は、医療や人間の力では及ばないことに気づき、現代医療のアンチテーゼとして、死の臨床研究会が産声を上げた原点を噛みしめなければいけない。

今後、我が国を取り巻く環境は、ますます複雑化していく。少子高齢化の中で、多死社会の中で、一人ひとりの人生の生き方や終え方の価値観も変化し、多様化してくる。

医療、看護、介護、福祉の現場で、一人ひとりのいのちを大切にする智恵と工夫がますます重要になってくる。日本死の臨床研究会がなすべき役割は、現場の実践を生かし、実践活動の学びの場となることであり、広い視野に立ってますます発展していくことが大切であると考える。

死とは忌み嫌うものではなく、人生をやり終えた、あるいは自分の人生に納得し、後に託し、安寧な気持ちで終えていくという、温かいものでなければならないと考える。そんな生き方がとても大切だと思う。

今日も病棟で、意識のない三十代の若者がケアを受けている。その奥様と二人の小さな子どもたちがそばで過ごされ、そこで普通の生活の営みがなされている。子どもは病室から幼稚園に通っている。ここが家なのである。

そこにはいのちの息吹が感じられる。いのちはとても愛おしく、ここに存在していることに意味があるのである。私たちは今、ここに存在していることのすばらしさに気づかなければいけない。

総会特別講演「日本死の臨床研究会の役割と将来展望」より

「日本死の臨床研究会」が発足した一九七七年は、我が国のホスピス・緩和ケアの歴史上、大切な出来事が三つある。

一つ目は河野博臣先生、乾成夫先生、柏木哲夫先生が中心になり、我が国で最初のホスピスの研究会である「日本死の臨床研究会」が発足したこと。二つ目は、鈴木壮一先生により我が国で初めて「ホスピス」が一般の人びとに報道されたこと。三つ目は病院死が在宅死を初めて上回ったことである。本会の創立者の一人である河野博臣先生は、「死の臨床」についてインタビューでこう答えている。

「私の死」を見つめているうちに、死んでいく人に対して共感的なレベルでサポートしなければ、という気持ちが湧いてきたのです。だから、ぼくの「死の臨床」というのは、あくまで「わたくしの死」であって、いわゆる三人称の死ではありません。自分の中から出てきたものですから、「死んでいく人にはこうするべきだ」という箇条書きのものはないのです。（中略）人の苦しみを、その人の側に立って共感的に理解できる自分を作り上げることが大事です。死の臨床というのは、本を読んでわかるものではありません。死にゆく人と一緒になって死の淵まで歩いていくことで、その人の個性化の段階を一緒に歩くことができ、その過程でその人からいろんなことを教えられます。患者さんと出会い、深い悩みや苦しみの中に入っていくことでこちらが教えられて、本当に医者になってよかったと思えます。コミュニケーションの中で、向こうもこちらも変わっていくわけです。

死にゆく人といかに接するかということを考えるとき、私たちは、こうあるべきという形にとらわれず、死の臨床でどう傍らに寄り添っていくのかを学ぶ姿勢を持ちつづけることが最も大切なことである。この研究会が「学会」でなく「研究会」という名称にこだわるのも、死の臨床において直面する身体的、精神的、社会的、霊的な苦悩は自分自身を含めてすべての人に起こり、それを専門的な立場のみでなく、市民とともにあることに基づいているためである。そして本会は、「死の臨床において患者や家族に対する真の援助の道を全人的立場より研究していくこと」（会則第二条）を大きな目的としている。

本会が発足した第一回年次大会で、金子仁郎世話人代表は次のように挨拶している。

近代医学は生命の可能な限りの延命を目指して、最新の技術、薬物、装置を開発した。しかし、生命は有限であり、人間はいつか死ななければならない。われわれ医師や看護婦はこれから死にゆく人々を看取るのであるが、肉体的生命を助けるのに懸命になり、死にゆく人の心や家族の心を忘れがちである。このような死にゆく人に対してどのような援助あるいは看護をすればよいかということは、死の臨床にとって極めて重要なことである。

これは、本会の立ち位置として揺るぎない考えであり、今後の超高齢社会において、ますます大切になってくることであると思う。

本会三十七年の歴史の中で、創設時は臨床で「死」と向き合うことが社会では受け入れがたい時代であったが、現在は「ホスピス緩和ケア」領域の学会・研究会が多数設立されている。本会の存在意義やあり方について、会員の理解を深め、伝統を守りつつも時代の要請に応えられる活動がより求められるようになり、それを受けて「ありかた特別委員会」が発足した。

アンケート調査では、本会のあり方・方向性が会員の大きな関心事であり、年次大会は「死の臨床」という哲学的な思想の学びの場であると示された。さらに多職種がチームとして交わっていくこと、〝「死」と向き合う〟ことがキーワードであることが日本死の臨床研究会の方向性として現れて来た。

それはすなわち、一人の人間を全人的にケアするためには、医療に偏らない幅広い視点からの学びとともに、多職種と問題点を共有し、一般市民の声にも耳を傾けていく姿勢が「死の臨床」に携わる基本であるということである。そして本会に求められるものは、同じ悩みや問題点を抱えた人たちが集まり、言いたいことが言えて、また明日からの臨床で頑張ろうと思えるような援助者同士の「交流」の場であることが見えてきた。

本会のあり方として大切に守るべきことは、「臨床から学ぶ姿勢」である。

死の臨床は自然科学的思考のみでは解決できるものではないという認識のもと、様々な立場から、個々の考え、意見を自由に発言できる場を作る「他者へのまなざしの深さと温かさ」を持ち、臨床から学びつづける姿勢を互いに育んでいこうとする文化を継続していくことである。前述の河野先生の言葉にあるように、死にゆく人から私たちが教えていただき、そこから何かをつかんでいく姿勢を育んでいくことが大切である。

これからの日本死の臨床研究会が目指すべきことは、死を「万人に訪れる人生における自然の出来事」としてとらえ、死にゆく患者と家族の最後の時をどう過ごすか、橋渡しをすることで全人的に支えるということである。「死の臨床」に携わる者に求められることは、生き抜いて逝くという自然の摂理の中に看取りがあるということに気づくこと、そして、「いのち」を看取ることを地域社会や個々の人の意識に働きかけていくことである。

死をタブーとする社会に対して、今後、そのまなざしを変えることができるような、死を正視する社会への取り組みが本会にはますます期待されていくであろう。それは「いのちの教育」を含めて、当事者や市民・地域社会での共働の中で看取りの文化の醸成を促すものであり、それには私たちの「死の臨床」の場における、一つ一つの積み重ねが大切であろうと思う。

病いと老いによる多死の時代はすでに始まっている。「すべての死と向き合う人に、すべてのホスピスを」すなわち、尊厳をもってすべての人が人生を平安・穏やかに終えていけるよう、様々な場所で寄り添っていくこと、これが私たち日本死の臨床研究会が目指すべき道である。

生死一如（しょうじいちにょ）

ホスピスが次第に医療化していく我が国の現状を鑑《かんが》み、今一度ホスピスの意味を問い直さなければいけないと痛感している。

我が国の文化の中には、平安中期以来、中世、近世に至るまで看取りの文化があった。平安時代中期、慶滋保胤《よししげのやすたね》の『日本往生極楽記』を皮切りに「往生伝」が編纂《へんさん》され、ホスピスと類似性をもつ宗教的医療施設として「無常院」「往生院」「看病堂」などの施設が設けられた。また、臨終の場面における看取りの作法も、「死にゆく人びとの経験を基にして作られた、死にゆく個人と看取る側の望ましい死への対応法」が

「臨終行儀」としてなされていた。

　そして現代、一九九〇年に診療報酬導入のかたちでホスピス・緩和ケア病棟がスタートして、次第に広まってきた経緯がある。

　しかし、それは現代の病院死の中で、人の死の尊厳があまりにもおろそかにされてきた中で、あるいは人の死の医学化の中で、身体的な生命のみに重きを置き、「いのち」としてのトータルケアを失ったことへのアンチテーゼとしてスタートしているのである。すなわち社会運動としての視点、病院医療の反省、延命至上主義による弊害、こころの支えを中心としたケアなどが問われているのである。

　私たちは天命をいただいており、すべての医療行為は延命のために行われ、天命を全うするためになされているのである。しかしその一方で、私たちという存在は、医療や人間の力の及ばない世界にあることに気づかなければいけない。

　ホスピスの本質は、目の前の悩める人にいかに手を差しのべるかという哲学であり、私たち一人ひとりがいただいた「いのち」をその人らしく生ききることであり、医療をはるかに超えた「いのち」の尊厳を大切にすることである。

　「死を看取る」ことは「生きること」を学ぶことであり、無限の世界からいただいたこの世の有限ないのちが、再び無限の世界へ還っていくことへの「場」の提供である。人間存在における苦悩は生死《しょうじ》の世界に直面して湧き上がってくる根源的な叫びに対して、内なる世界、すなわち自分の生きてきた人生に意味、価値があることに気づき、その瞬間まで生きていることの喜びを感じることである。そして、絶対世界、すなわち大いなる力（天、宗教など）に委ね、安寧な気持ちでこの世を終えていけるような架け橋がホスピスなのである。

身体症状緩和は必須条件であり、ライセンスを持つ医療従事者の義務である。しかし、ホスピスに求められているのは生死の世界への対応であり、悩める人に灯明をかざすことである。そのためにも医療従事者は自らの死生観、人生観などをしっかり築いていかなければいけない。

〈インタビュー「前向きに明るく生きるために」〉
医療従事者は患者と家族の心の架け橋に

山口県内で初めて緩和ケア病床を設置し、一九九九年には自ら設計して同病院に緩和病棟（二十五床）を設けるなど、山口県内の緩和ケアの先導役を果たしてきた末永和之・山口赤十字病院副院長に、緩和ケアの役目や看取りとは、前向きに生きるとはどういうことかを語っていただきました。

――法医学を学ばれていたと聞きましたが。

大学を卒業して六年間、法医学の道を歩みました。そこで多くの検死や解剖を行いました。解剖しているとき私は、死者が語りかけている言葉と熱心に対話し、五感を通じて正しい死因判断を得ようとしていました。また、ご遺体に畏敬の念を持って接することが、死者の霊に報いることだと思っていました。そして多くの異常死に立ち会う中で、人は畳の上で看取られて死ななければならないと強く思うようになりました。

治療とケアは両輪

――ホスピス（緩和ケア）の道に進まれたのはどういう理由からですか。

二十年前にある一人のがん患者との出会いからです。その患者さんから「いくら死がわかっていても『死に体』ではない。最後の最後まで『生き体』だ」と訴えられた言葉が私の心を激しく震わせました。そこでまず、医療現場から変えていかないといけないと思い、緩和ケアに取り組みました。

緩和ケアに関わり始めて二十一年になりますが、その間、多くの患者や家族と関わり、数多くの人を看取りました。始めた当時は、ホスピス医一人で対応していたので、ゆっくりする時間も持てませんでした。昼夜を問わず三六五日、睡眠中も枕元にポケットベルを置き、いつでも対応できるようにしてきました。身体的には疲れることもありますが、精神的にはあまり疲れていません。それは多くの悩める患者さんが、少しでも穏やかな気持ちで、いただいた「いのち」を終えることができるように、またご家族に対しても何らかのお役に立っている、私を必要としているという実感があったからだと思います。

――かつては、がんに罹ることは、寿命が尽きることだと思われていましたが、がんと緩和ケアの関わりはどうですか。

急速な高齢化とともに日本のがんによる死亡率は伸びつづけています。一九八一（昭和五十六）年に死因の第一位になり、今は三人弱に一人ががんで亡くなっています。高齢社会や難治がんの増加で、今後ますます増えていくことが予想されます。

その一方で、がんに罹患した患者のおよそ半数が治癒できています。がん患者の高齢化も顕著で、がんといかに共生共死するかを考えることが大事になっています。がんの進行で多様な苦痛症状が出てきます。様々な苦痛症状を緩和しなければ、生きる希望が見出されなくなります。このため緩和ケアがとても大切になっています。

現在のがん治療は初期治療が勝負のような気がしますが、がん細胞というミクロの世界に画像や手術などマクロの世界で挑戦しているので限界があります。一般にがん治療と言えば、手術や放射線治療、抗がん剤などがん細胞に対する治療のみが注目されます。

しかし、本来備わっている体力や気力、免疫力ががんに対して立ち向かう最も大きな力になります。痛みや苦しみによって食事もとれず、夜も眠れない状態では、体力は消耗し、がんに立ち向かえません。そこで症状の緩和が重要です。抗がん剤などの治療と緩和ケアはがん治療の両輪です。

「いのち」とは悠久の時空を超えた連鎖

――「いのち」とはどういうことですか。

この豊饒な社会の中で、「いのち」が見えなくなり、自分にいただいた「いのち」、すなわち自分の存在の意味を考える機会が失われています。医療現場では多くの人が「いのち」に向き合い、日々生きるために格闘し、「いのち」の尊さを実感しています。この大宇宙の中で生命体として「いのち」をいただいていること、そのこと自体が不可思議な意義深いことです。今、無限の世界からいただいたこの「いのち」を私たちが、生きているのです。

現在多くの人ががんだけでなく、いつ心筋梗塞や、くも膜下出血で亡くなるかわからない時代です。その中でまず、「いのち」のはかなさを知ることが大切です。永遠なるものはなく、形あるものは滅します。人はやがて死ぬもので、頑張って生きても百歳くらいまでです。この有限の人生をいかに生きるかが重要です。また病気をして初めて家族愛や生かされている自分、支えられている自分を発見します。

そこで子どもたちには、自分がただ単に親から生まれた存在ではないということに気づいてほしい。自分の「いのち」は、悠久の時空を超えて連鎖していく「いのち」の一環であるということを、子どもたちにも教えたい。

「ゆうにゆうに」の願い

――先生がよく言われる「ゆうにゆうに　まあるくまあるく」とはどういう意味ですか。

ある時、携帯電話に訪問看護師から、Aさんが亡くなられたという連絡を受けました。

三十七歳のAさんには、中学生の長男と小学生の娘さん二人の三人の子どもさんがおられ、ご主人とご主人のお母さんの六人家族で暮らしておられました。胃がんの治療を受けて再発・転移をしてからも様々な治療を受け、一時入院されていましたが、母親の役がしたいと言って在宅ホスピスケアを受けておられました。あるとき、往診後に呼吸状態が変化し、家族がパニックに陥り、再度往診した際に、ご家族に「いのち」について話をしました。その後、訪問看護師の支えでご家族も精神的に成長され、家族それぞれが役目を決め、お母さんを支えておられました。

連絡を受けて訪問すると、娘さんと看護師さんでお母さんをお風呂に入れて、ベッドに移されたときでした。二女はお母さんのためのネックレスやイヤリングを選んでおられ、長女は看護師さんとお母さんのお化粧をしておられました。長男は部屋を片付けて、てきぱきと自分の役目を果たしておられました。その姿は、呼吸困難で一家がパニックになったときとは格段の差がありました。家族が見事に、母の死を受けとめ乗り越え、成長された姿に、私は感動しました。

私たちは「いのち」(この世の存在)を失う時、本人も家族もなかなか受け入れられません。しかし、この現実を少しずつ受け入れていかなければいけないことに気づくようになります。つらい現実を少しずつ受け入れていくには、時間が必要です。また、家族とその時間をともにする空間も必要です。

このようなつらい現実は、ゆっくりとした時間の流れの中に身を置いて初めて、受け止めることができるようになるものです。「ゆっくりゆっくり」を山口弁で「ゆうにゆうに」と言います。

多くの患者さんが最期に「ありがとう」と言われます。「ありがとう」の言葉は感謝の気持ちです。私は感謝の気持ちを表すのは合掌の世界だと思います。気持ちを込めて合掌すると、自然に心が穏やかになります。この言葉には、現実を穏やかに受け入れていくことのできる世界へ導く願いが込められています。これを「まあるくまあるく」と表したのです。

自分らしく最期を迎える
――前向きに生きるとはどういうことですか。

がん対策基本法が成立し、国を挙げてがん対策に取り組んでいますが、いつしか、本来の緩和ケアの意味が失われようとしています。本来、緩和ケアとは、病む人が自分らしく生き、自分らしく最期を迎えることができるように支援していくことです。私たち一人ひとりがいただいた「いのち」をその人らしく最期まで生ききることであり、医療を超えた「いのち」の尊厳を大切にすることです。

私たちみんなが「我が人生、納得」と言える人生を終えたいものです。私たち医療に携わる者が、人生を終わらざるを得ない患者さんやご家族との心の架け橋になることがとても重要です。その行為は、まさに灯明を照らすことです。悩み迷われる患者さんたちやご家族の足下に、そっと灯りをかざすことで、そこに薄明るく歩むべき道筋が見えてくるのではないでしょうか。

人の死は、〝家族に見守られる死〟から〝病院での死〟に変わりました。しかし一番いいのは身近な家族に見守られながら自宅で死を迎えることです。日本の看護は、古くは平安時代の中期に「臨終行儀」という看取りの作法が書かれています。看護者は病む人の善き友であり同行者であり、そばに寄り添うのは医療者ではなく家族です。

看護者が「あなたの看病をさせてもらってよかった。あなたと出会えてよかった」と、病人は「あなたがそばにいてくれてよかった」とお互いが言える関係が素晴らしいのです。緩和ケア病棟は「いのち」を終えるところではなく、いただいた「いのち」を最期まで生ききることを援助する場です。

「看取り」とは「いのち」の継承

――それでは先生の言われる「看取り」とはどういうことですか。

死は生の裏返しで、残される人々は愛する人の死を看取ることにより、どのような人生の終わり方をしたいのか、どのような生き方をしなければいけないのかを教えられます。死を忌み嫌い、子どもたちから死を遠ざけることで「いのち」が見えなくなっています。祖父母と暮らす三世代家族は、死をはじめ、多くの知恵と教えがありました。すなわち「形あるものは滅する」「人はやがて死ぬ」という無常観を受け入れる文化が流れています。この文化を大切に受け継がなければいけません。

「いのち」を看取るとは、一般に呼吸が止まった、脈が止まったときを「死」と考え、そのときを「臨終」と言います。この臨終はこの世の身体的な「いのち」の存在の終わりではありますが、看取りではありません。

看取りとは、その人の全人生を看取ることです。家族とともに、生きてきた軌跡、残してきたものを振り返りながら「いのち」を継承することです。

生き方・終え方ノート

生き方・終え方ノート

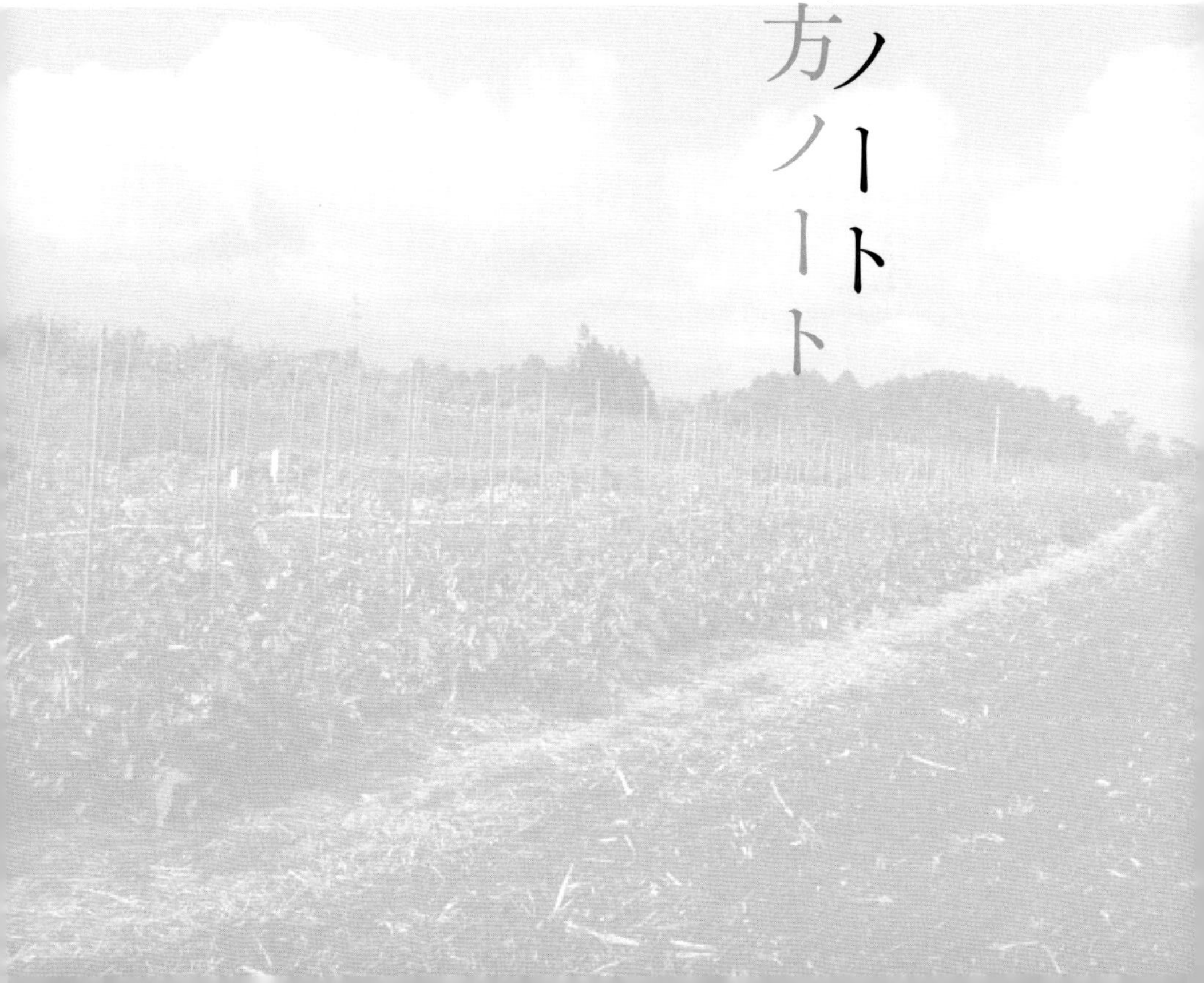

敬天愛人

西郷南洲翁遺訓

道は天地自然の物にして、人はこれを行うものなれば、天を敬するを目的とす。天は人も我も同一に愛し給ふゆえ、我を愛する心を以て人を愛するなり

（現代訳）

道というのはこの天地のおのずからなるものであり、人はこれにのっとって行うべきものであるから何よりもまず、天を敬うことを目的とすべきである。天は他人も自分も平等に愛したもうから、自分を愛する心をもって人を愛することが肝要である

西郷南洲顕彰会発行『南洲翁遺訓』より抜粋

私のホスピス活動の軌跡

私は二〇一三年三月三十一日をもって、三十三年間奉職した綜合病院山口赤十字病院を定年退職した。元気でこれまで勤めることができ、本当に多くの皆さんにお世話になった。

振り返ってみると、生まれ故郷の山口赤十字病院に就職したのは、一九七九（昭和五十七）年十月であった。当時、私が生まれ育った山口県の仁保の自宅では、年老いた母が一人で生活していた。当時、私は鳥取大学法医学教室にいて、将来は大学人として実務、研究、教育に携わるか、郷里に帰って親の面倒をみるかで悩んでいた。

私を含め五人の子どもを育ててくれた母が、人生最後に一人暮らしではあまりにも申し訳ないと思い、当時の吉富院長にお話ししたところ、「親の面倒を見るなら、喜んで就職を許します。一所懸命に内科学を勉強せよ」と快くお許しをいただいた。当時の内科には藤本元副院長、為近前院長、昨年お亡くなりになった田中医院の田中先生、鴻城《こうじょう》医院の渡邊先生らがおられ、多くの研修をさせていただき、幅広く内科学を学ばせていただいた。内科全般、特に消化器内科の研鑽を積ませていただいた。

一九九〇年、私が診断した直腸がんの一人の患者さんとの出会いが、その後の私のホスピスへの道を拓いてくれたと思う。

当時、再発転移して次第に衰え、死がみえてきた彼が、市民運動で「癌と末期医療を考える会」を立ち上げるにあたり、「近代医学の発達と社会の中での病院死が、いかに本人、家族にとって多くの苦悩の中でミゼラブルに人生を終えているか」を指摘し、「もっと人の死を大切にした医療現場をつくって欲しい」と訴える姿に激しくこころを動かされ、ホスピス緩和ケアへの道をスタートした。

一九九二年に県内で初めての緩和ケア病床をつくり、また、在宅訪問診療（ホスピスケア）を始めた。当時は訪問看護も、看護ステーションも何もない時代だった。その後、院内に訪問看護ができ、看護師とともに在宅に向かうことが可能となった。国は二〇〇〇年に介護保険を創設し、院外にも訪問看護ステーションが作られた。

一九九九年には全国の日本赤十字病院で初めてとなる二十五床の緩和ケア病棟を立ち上げた。それから今まで五〇〇〇人近いがん患者とその家族と関わり、四〇〇〇人近い方々を病棟、在宅にて看取らせていただいた。

その間、多くの患者さんから「生きること」、「いのちの大切さ」を学び、これまで三冊の本（『ひとひらの死』〈近代文芸社、一九九七年〉、『いのちの響　ホスピスの春夏秋冬』〈青海社、二〇〇三年〉、『ゆうにゆうにまあるくまあるく　今一度、ホスピスの意味を問う』〈木星舎、二〇〇八年〉）を上梓することができた。また、二〇〇三年、全国で初めて行政を巻き込み、山口市在宅緩和ケア推進事業に取り組み、介護保険制度の受給資格年齢制限（六十五歳以上、特定疾患の場合は四十歳以上）にかかわらず、がんが進行しても自宅で福祉サービスが受けられるような体制を作ってきた。

また、病院の皆さんのおかげで、二〇〇五年には、日本で最も伝統のあるホスピスの学会である「日本死の臨床研究会」の第二十九回全国大会を大会長として山口で開催することができた。病院の皆さんの行動力の素晴らしさに、改めて敬服したことを思い出す。

また、がん診療連携拠点病院、臨床研修病院の指定を受けるために奔走したことなど、一つ一つを自分の使命と考え邁進してきた。振り返ってみると、道はなくても行動していけばレールは後からできるものだということを学んだ。

退職後もライフワークであるホスピス活動をつづけたいと考え、新たに四月より山口駅近くに「すえなが内科在宅診療所」を開設して、これまで通り患者さんとご家族の苦悩に寄り添う在宅ホスピスケアを行っていくこととした。

その理念は「病む患者・家族のつらさに寄り添い、一人ひとりのいただいた使命を全うされ、住み慣れた地域で、住み慣れた自宅で過ごすことができるような治療・ホスピス・緩和ケアの提供を行います」とした。

我が国では高齢社会を迎え、女性の平均寿命は八十六歳、男性は八十歳となった。しかし、入院医療や施設介護が中心であり、国民の六〇％が自宅での療養を望んでいるにもかかわらず、自宅での看取りは一二％と低下している。一九七七年に病院死が在宅死を上回り、現在は八八％が病院死である。

年間死亡者数は、二〇四〇年には今より四〇万人増加すると推測されている。私のような団塊世代の最終章の人生の締めくくり方が問われているのである。

老い、そしていのちを終えていくことは誰しも避けることはできない。年老いても、社会の隅に追いやられず、尊厳を持って、人生を生き抜いて逝くことが大切である。そうした社会の実現を目指すことができるか否か、世界一の高齢社会を実現した日本に問われている。そのために地域コミュニティの医療、看護、介護、福祉の連携が必要で、納得のいく人生の最終章を生き抜いて逝くことが大切であると思う。

私たちは天命をいただき、生き抜き、老い、そして人生を締めくくっていかなければいけない。この世の存在は、医療や人間の力の及ばない世界である。

いのちを看取るということは、残される人、愛する家族、友人がその人とともに歩んだ全人生を看取ることである。看取られる人は苦しさから解放されるが、残される人はそれを乗り越えて生きていかなければならない。ここに、いのちの連続性があると思う。

「もう良いよ」と言える生き方、終え方

二〇一三年四月に山口市鰐石町《わにいしちょう》に「すえなが内科在宅診療所」を開設して、三年が過ぎた。新規開業して午前中は一般内科診療、がん相談、午後は在宅診療の形で診療してきた。

二年間の在宅診療で、自宅で最期まで自分の人生を生き抜いて逝かれ、家族に見守られて人生を終えられた方が一一八名、自宅ではなかったが、介護施設でスタッフに大切にされ看取られた方が十五名、途中で家族の希望や本人の意志で医療機関に入院され、亡くなられた方が四十六名であった。昼夜を問わず緊急に往診した回数は一〇七八回、訪問診療は五七五三回であった。

救命救急と違って、現代の医療をもってしても回復できない場合に、自分の最終章をどのような形で締め

くくっていくかは、とても大切なことである。医療管理されない自宅での生活の中で、家族と向き合い、自分の人生に二重丸をつけて終えていくことは可能なのである。そのためには、患者と家族を支え、きちんとした看護、介護、医療、福祉サービスが連携して取り組むことが必要である。

苦しみを取り除き、日常生活を阻害する医療は行わないことが大切で、自宅で最期まで過ごせるのだという情報を知り、自己決定の中で、家族がその意思を尊重することが大切である。私たちは今を生きることの大切さに気づくことである。

私は大学卒業後の六年間、法医学に携わり、あらゆる自殺、他殺、不慮の事故、死因不明の死を見つめ、検案、解剖を行い、死者の尊厳を守る仕事をしてきた。突然の死、痛ましい死、社会病理の範疇に入る数多の死に不条理を感じた。そして、いのちの終焉は畳の上で家族に見守られてありたい、そのようにあるべきではないかということを感じた。一九九〇年に一人のがん患者と出会い、ホスピスの道を歩み始めた。多くのがん患者・ご家族と接してきた。その学びの中で感じたことを述べてみたい。

私たちは、無限の世界から生命をいただき、有限の世界を生き、そしてまた無限の世界に還らなければいけない。それは、いかなる科学をもってしても人間の力では及ばないことである。

死はすべて平等である。この世に生をいただいた一人ひとりが精一杯生き抜いている。それぞれに人生を生き抜いた土地の文化や、家庭環境、生活歴、教育歴、趣味などがあり、価値観、人生観、死生観などすべて異なっている。それでも、すべての人は光るものをもっている。一人ひとりが天からいただいた使命があり、「人生二度なし、人生無駄なし」と考える。

二度とない人生をどのように生きるか。すべてその人の人生の歩み方にかかっていると思う。

ある二十五歳のがんで亡くなった青年は、「自分で生まれたくて、生まれてくるやつなんていない。親や境遇を選んで生まれることなんかできない。死にたくなくたって死はすべての人に必ず訪れる。生と死は暴力だ。誰も逆らうことなんてできやしない。だが生と死の間つまり自分の人生をどう生きるのかは自由だ。生きてくれ何があっても生き抜いてくれ、そして、どんな時でも自分が幸せになろうということをあきらめないでくれ」と言って旅立った。

私は相対的な人間社会に行き詰まった時、絶対世界に向き合い、自分が何のためにこの世にいのちをいただいたかを考えてみることがとても大切であると思う。

私の人生モットーはハングリー精神（いつまでもあくなき探究心が生まれる）、感謝（謙虚さは有難うという合掌の世界へ通じる）、興味をもつこと（試練も苦にならない）、そしてリフレッシュ（心の切り替え）が大切と考える。老いるということは、すべての人が必ず歩む道であり、自らの死から目をそらさず、日頃から自分の人生の最終章をいかに過ごし終えていくかを考えることはとても大切だと思う。

ある患者は「死は人生の終末ではない。生涯の完成である」と言っている。私は自分の使命を全うして、そして「もう良いよ」と言える生き方をして、自分の人生を生き抜いて逝くことを願っている。

俳優の宇野重吉さんは晩年はがんと闘い、胃の三分の二、左肺の半分を失いながらも地方公演をつづけていた。点滴を打ちながら舞台に立つこともあり、幕間では酸素吸入をしながら演じていた。その生き様のように人生を締めくくりたい。

私は自分の使命を全うしたい。自分の人生を生き抜いて「もう良いよ」と言える生き方を貫いて逝くことを願っている。

耕作は無の世界に通ずる

私の子どもの頃は、田んぼを馬で鋤《す》き、苗代をつくり、農繁期には部落総出で田植えをし、住民の協働が普通に行われていた。両親が田んぼを守っていたが、二毛作で、春から秋にかけては稲、秋から翌年の春にかけての裏作は麦で、早春の寒気の中、私もよく麦踏みをした。両親が亡くなった後は、水田は地区の稲作農家の方に作っていただいていた。

農家の方がご高齢になられ、我が家の田んぼも自分で管理しなければならなくなった。最初の年、田んぼは草に覆われ、草刈り機で二反の草を刈るのはとても大変であった。水田にしなければ、年に何回も耕さなければならないため、中古のトラクターを買うことになった。トラクターの運転を習い耕したのだが、この運転もなかなか難しい。特に田んぼの四隅の土が盛り上がってしまう。きちんと長方形に並ぶように耕作することも難しい。

トラクターで耕していると、どこからともなく鶺鴒《セキレイ》などの小鳥がやってきて、耕した跡を追いかけてくる。土の中から掘り起こされた虫を啄《ついば》んでいるのである。実にほほえましい。

数年前から休耕田に野菜を作り始めた。この夏は耕作した田んぼに畝《うね》を作り、茄子、胡瓜、トマト、ピーマン、枝豆、シシトウ、南瓜、西瓜、甘藷《かんしょ》、ミョウガ、トウキビ、チシャ、オクラなどを植えた。

夏草への対応が大変で、畝にも溝にもすぐ草が生え、みるみる繁る。茄子、トマト、胡瓜など丈が高くなる野菜は、風に揺られ根が傷むと上手く成長しないため、丈夫な支柱が必要になる。

植物の生長は速い。収穫がとても楽しみである。胡瓜などは一日でとても大きくなる。早朝に起きて、長靴を履いて田んぼに行く。南瓜は早朝に花が咲く。雄しべをとって、雌しべに受粉をする。花をのぞくと、いつも美味しい蜜に引かれた蜂が、花弁の中で動いている。「蜂さん、ご苦労さん」。

土壌が肥沃で蔓が伸びた年には雌花が咲く。蔓が伸びず、ひ弱なときには雄花しか咲かない。いのちを繋ぐためには、充分な蓄えがなければいけないということだろう。雄花はひたすら咲きつづけている。寂しいものである。蜂類が蜜を求めて雄花に飛んできて、身体中に花粉をつけ、雌花に飛んでいき、受粉を行う。受粉を終えた花は、夕方にはもうしぼんでいる。

耕作をしながらいつも思う。人間社会の相対世界から離れ、黙々と自然の営みに向き合う時は無の境地に近い。生きとし生けるものが、いのちのエネルギーをいっぱいにひろげて生きているのである。傷んだ胡瓜の茎をまっすぐに伸ばしながら、ひたすら大きくなってくれよと願う。とても愛おしく思う。早朝の水やりも、ひたすら日ごとに大きくなる野菜を愛でるのが楽しくなる。

キャベツ畑に蝶がたくさん舞っているのが、家からも見える。

「きれいだな。気持ちがいいな」

のんびりとして心は和んでくる。実は、野菜作りの素人の私は、キャベツについたたくさんの青虫が大きくなって、蝶になり舞っているということに気がつかなかった。たしかにキャベツ畑は青虫のえさとなり、無惨な姿になっていたが、なんとなく心はうれしい。たくさんの蝶が舞う姿に、幸せを感じる。

農家は大変な苦労だと思う。作物は正直なものである。一日手を休めると植物はしおれる。作物を育てるということは並大抵なことではない。

奇跡のリンゴに学ぶ

「奇跡のリンゴ」で全国に知られた青森県の木村秋則さんは、肥料・農薬・除草剤・堆肥などを何も使わない農業を実践してこられ、リンゴや作物の作り方に対する考え方を見事に、根本的に変えた方である。木村さんの講演や書物から、それが波乱万丈の人生で悟られ、到達された実践哲学だと思う。

彼の講演からの話である。

リンゴの木の頑張りが一番だと思う。青森のリンゴは、農薬散布が当たり前だった。私は健康を害するほどの農薬散布をして作るリンゴに疑問をもった。そして、農薬や肥料を使用しないリンゴづくりに取り組んだが、苦労の連続だった。農薬を使わなければ作物は減収するということが常識だった。リンゴは農薬がなければ収穫がなく、継続不可能と考えられていた。

しかし、農薬を使わないでリンゴを育成することはできる。答えは必ずあると信じ、常識にとらわれない、常識にも間違いがあるだろうと自分に言い聞かせ、馬鹿になれ、失敗しているのは自分の努力が足りないからだ、小さな部分を見るのではなく、全体を見る目を持て。そして、必ず答えは出てくる、諦めるなと自分に言い聞かせながら、頑張ってきた。

肥料がなければ駄目だと考えられているが、実際には施した肥料の一割程度しか作物は利用していないことがわかった。それなのに、日本の農家も世界中の農家も肥料を施さないと作ることができないと言っている。

マニュアル一つない中で、雑草がひとつの答えだった。草ぼうぼうのところの土ほど、鼻につんとくる良いにおいがあった。そして、タンポポがひとつのヒントになった。砂利道、肥料や農薬を施しているところ、山、私の畑のタンポポを見て歩いた。砂利道のタンポポは、誰も肥料や農薬を施さない。しかし、虫一匹いない。農薬・肥料を施しているところの畑は、草丈が二、三〇センチで、農薬を使っているにもかかわらず、花と葉の裏にはアブラムシがいっぱいいた。山のタンポポは、草丈が六〇センチほどあった。何も使われていないのに花も大きく、一匹の虫もいない。このことから、畑のタンポポが山のタンポポと同じように育つときに、必ずリンゴは花を咲かせてくれると思った。そして、山のタンポポとほぼ同じになったとき、リンゴの木は畑一面に花を咲かせてくれたのだった。

山の土は五〇センチ穴を掘って表面の温度と比較すると、温度差は一度あるかないかだった。しかし、畑の土はわずか一〇センチ穴を掘っただけで八度以上の温度差があった。この温度の違いが、根に障害を与えているのではないか。そして、土を生かす、作物を生かす、根を生かす、そうすればリンゴが実ってくれると考えた。まずは、土づくりからだと考えた。

日本では百二十年のリンゴの歴史がある。世界中でリンゴは栽培されている。農薬なしに育てることは絶対不可能といわれてきたリンゴである。そのリンゴがこのように無農薬で立派に実ることができた。リンゴの木の頑張りだ。私のリンゴ畑には、穴の開いた葉がある。これは虫が食ったのではなく、リンゴの木が、病気の菌がついた葉の部分を自ら落下させた穴で、葉全体を落下させず、葉を守ってなされたことだとわかった。

弘前大学農学部の杉山先生が、私のリンゴ畑と肥料や農薬を使用しているリンゴ畑の各三百箇所を対象として、病気の原因となる菌をリンゴの葉に塗って調査された。私の畑では、すべての木が葉の菌を塗った部分に穴をあけて患部を落とした。ところが、肥料や農薬を使った畑は葉が全部枯れて、病気に負けた葉が落ちてしまった。このことがすべてを示している。

また、カブリダニというダニがいる。私の畑ではダニがアブラムシを食べて大きくなっている。そのダニをこのカブリダニが食べている。このカブリダニは非情にデリケートで、農薬があると決して姿を現さない。このように私の畑では小動物が働いている。この小動物たちの働きは、農薬以上だと思っている。

一方、肥料や農薬を施すつくり方は、リンゴづくりも稲作も同じことがわかる。一般に稲は、肥料を施さないと大きく育たないと思われている。ところが根が丈夫でないと、地上部を発達させないという自然の原理がある。作物は種を蒔くと、先に根が出る。ここで肥料を施すと、根が働く必要がないので大きくならない。しかし、肥料を与えられない根は、大きく太く成長して、地上部を育ててくれるのだ。「朝日」という品種の稲は、無肥料でも分結数が三十八本（在来種は二十本）、籾数は一五〇から一七〇粒（在来種は一三〇から一五〇）と成長し、根がとても発達している。

私は自然から学んだ。雑草の生態、育ち方、それがすべて私の手本だった。参考になる本が何もないからだ。そして、作物の特徴を引き出してやることが大事なのだとわかった。

「あなたの仕事は何ですか」と問われれば、普通には「米づくりです」「リンゴづくりです」と誰でも答える。でも、私は「あなたの体にお米一粒、リンゴ一個実りますか」と質問する。「実らないでしょう。お米を作っているのは稲だよ。リンゴを作ってくれているのはリンゴの木だよ」と伝える。私が、長い間、リンゴが実らなくて、初めてわかったことなのだ。

多くの人は、中国の野菜が農薬まみれで怖いと思っておられるが、実際に世界で一番農薬を使用しているのが日本なのだ。韓国では農薬の使用量が我が国に次いで多いが、今、国を挙げて無肥料、無農薬、除草剤を使わない農業育成に取り組んでいる。我が国ではそのような動きが見えない。日本各地で畑にシートを被せてしまって、土壌が砂漠化している。土が本来の土でなくなっている。有機ＪＡＳマークが付いたものは国が安全と認めているが、肥料・農薬・除草剤を使用している。実験してみるとＪＡＳ

有機米は二週間で腐ってくる。しかし、私の提唱する栽培米は、六カ月後でもそのままの状態だ。胡瓜も同じような変化を示す。

我が国のがんで亡くなる人がとても多くなっている。この原因は、毎日食べている食事が何らかの影響を与えているのではないかと考えている。過敏症も同じような原因と思われる。

畑に肥料・農薬・除草剤を使用して生産性を上げてきた結果、十年過ぎると野菜が大きくならなくなる。土が土でなくなり、砂になってくる。化学資材の多投が招いた自然破壊なのだ。その土地を蘇らせるためには、化学的な資材を麦に吸収させ、土から取り除き、豆を植え、その根粒で窒素を土壌に増やし、植物へ供給し、大きく成長させる必要がある。このようにして土を蘇らせるのに、三年はかかる。いかに土が大切かということだ。

トマトも元来は乾燥地帯の原種で、横に植えると茎に根が生えやすく、根が大きく成長すると茎も大きく伸びてくる。水もいらない。トマトに水をやったり、肥料をやったり、病気が出るといって農薬を使ったりしているのが我が国の農業の現実だ。まるでイタチごっこをしているようだ。

私は、外貨の少ない途上国に肥料や農薬を使わない農業を教えて歩いている。また、最近、我が国でも私に賛同する農家が増えてきた。農協も取り組むようになった。肥料は作物に一割しか利用されず、残りは半分以上ガス化して、温暖化、大気の不安定さを生み出している。川の汚れが海の汚れとなり、自然災害がどんどん大きくなっている。四面海で囲まれた日本は、きれいな川を維持することがとても大切なのだ。肥料や農薬を使う対症療法的な農業でなく、「原因は」「なんでそうなったか」という総合的な判断をしていくことが国民の幸せになると考える。

アインシュタインは、ミツバチがいなくなった五年後には、人間社会に大きな変化が来るという言葉を残している。皆で今のこの環境を考えていく、それが今、日本に課せられた課題であり、より一層、自然生態学の発展を期待したいと思う。また、毎日の食について考えてみてください。


いかがだろうか。木村さんの話から、私たちがとらわれている常識とは何かが問われているのだ。

彼がリンゴづくりに行き詰まり、自殺を考えてロープを持ち、岩手山に登って行かれたときの話である。彼がロープを木に掛けようと投げたところ、木の枝から外れて飛んでいった。そして、飛んでいった先に見事に花を咲かせている木を見つけられた。その花があまりにも見事であったので、彼は、自分が求めているリンゴの花と間違えた。実際には山桃の花であったのだが、その花をつけている木の土壌が腐葉土で、大きく根を張っており、その根こそがすべてを作り上げていることに気づかれた。「良樹細根」という言葉がある。見える部分は、支えている隠れた部分があってこそ、成り立つことの教えだ。

がんの発生も環境因子が大きく関わっている。タバコが三〇%、食べ物が三五%、感染症が一〇%である。私たちが口にしている毎日の食べ物が、がんの発生に関係していることがわかる。それゆえ、木村さんが行っている無肥料・無農薬・除草剤を使わない食材が、いかに大切かを考えてみることが必要だ。

おわりに

私が医師になって、四十三年の月日が経過しました。医療の世界も日進月歩して、ｉＰＳ細胞（induced pluripotent stem cells）を使用した再生医療を期待するまでになっています。

医療の恩恵により病気や怪我が回復し、健康寿命は引き延ばすことができます。その結果、私たちは健康で長寿をいただく時代が来ていると考えます。しかし、言い古されてはいますが、人生には、「上り坂、下り坂、まさかの坂」もあります。まさかの坂は、いつ訪れるのかわかりません。多くの患者さんと出会って、一人ひとりは天命をいただいていると確信するようになりました。

医療は天命を全うするためにあり続けるのですが、それにも限りがあります。人はみな最期には、人智の及ばない世界に行かざるを得ません。それ故、私たちが今を生きる中で、前向きに一日の満足度高く、日々是好日、親鸞聖人の「明日ありと思う心の仇桜、夜半に嵐の吹かぬものかは」の心境で今一度、自分の生き方、終え方を考えてみたいものです。

多くの患者・家族との出会いから、多くの教えをいただきました。先人の遺した言葉の意味を噛みしめて、今日一日の生きる糧となれば良いと思いながらつたない文章を書いてきました。同じ言葉が何度も出てきますが、それは私の一番訴えたいことです。

この度、本の出版にあたり、快く編集、校正してくださいました木星舎の古野たづ子様に感謝申し上げます。

また、多くの教えをくださった患者・家族の皆様に心よりお礼申し上げます。

二〇一七年一月

末永　和之

引用・参考文献

『我が５５年の人生を振り返る』　自費出版
『豊花吉祥』　自費出版
『マコの足跡』　三村直充（一九九九年）
『ぼくが生きるということ』文・おかふじみちこ、絵・とおやみお、監修・すえながかずゆき（木星舎、二〇〇八年）
『笑薬　―がんと生きる一〇〇のことば』山本兼山著、末永和之監修（青海社、二〇〇四年）
『いのちの響《うた》　―ホスピスの春夏秋冬―』　末永和之（青海社、二〇〇三年）
『花筏』　自費出版
『金子みすゞ全集』金子みすゞ、与田準一（ＪＵＬＡ出版局、一九八四年）
『みすゞコスモス　わが内なる宇宙』　矢崎節夫（ＪＵＬＡ出版局、一九九六年）
『みすゞコスモス（２）　いのちこだます宇宙』　矢崎節夫（ＪＵＬＡ出版局、二〇〇一年）
『宇宙は何でできているのか』　村山 斉（幻冬舎、二〇一〇年）
『現代の覚者たち』（致知出版社、二〇一一年）
『「人生二度なし」森信三の世界』　神渡良平（佼成出版社、二〇〇一年）
『看取り先生の遺言』　奥野修司（文藝春秋、二〇一三年）
『連禱詩編』　岡博（山口県文芸懇話会、一九八八年）
『ひとひらの死』　末永和之（近代文藝社、一九九七年）
「ターミナルケア」10（2）　伊藤高章、12（5）　村田久之（三輪書店）
『スピリチュアルケア入門』　窪寺俊之（三輪書店、二〇〇〇年）
「治療学」　36巻3号　川越厚（ライフサイエンス出版）
『ゆうにゆうにまあるくまあるく』　末永和之（木星舎、二〇〇八年）
『奇跡のリンゴ　「絶対不可能」を覆した農家 木村秋則の記録』　石川拓治、NHK「プロフェッショナル仕事の流儀」制作班監修（幻冬舎、二〇一一年）

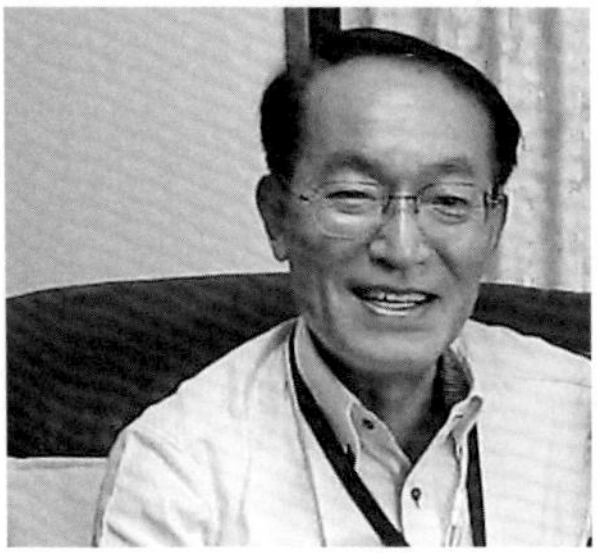

末永　和之
Suenaga Kazuyuki

1978 年、鳥取大学大学院医学研究科卒業。
1979 年、綜合病院山口赤十字病院内科勤務。1990 年より院内緩和ケア研究会を主宰し、緩和ケアに取り組む。
1992 年、山口赤十字病院に緩和ケア病床を開設し、1999 年、緩和ケア病棟承認施設を開設。緩和ケア科部長、副院長を経て、2013 年 3 月、山口赤十字病院を定年退職。同年 4 月、すえなが内科在宅診療所を開院し、現在に至る。
綜合病院山口赤十字病院名誉ホスピス長、前・日本死の臨床研究会世話人代表（現在は顧問）、特定非営利活動法人日本ホスピス緩和ケア協会監事。
主な著書に、『ひとひらの死』（近代文藝社）、『いのちの響 ―ホスピスの春夏秋冬』（青海社）、『一般病院における緩和ケアマニュアル』分担執筆（へるす出版）、『ゆうにゆうにまあるくまあるく』（木星舎）　他多数。監修に『笑薬―がんと生きる 100 のことば』（山本兼山著、青海社）、『ぼくが生きるということ』（文・おかふじみちこ、絵・とおやみお、木星舎）がある。

■すえなが内科在宅診療所
〒 753-0044　山口県山口市鰐石町 1-12
TEL：083-902-5300　FAX：083-902-5303

こだますいのち

今一度，ホスピスの意味を問う 2

2017 年 2 月 6 日　第 1 刷発行

著　者　末永　和之

発行所　図書出版木星舎

〒 814-0002　福岡市早良区西新 7-1-58-207

tel 092-833-7140　fax 092-833-7141

印刷・製本　大同印刷株式会社

ISBN978-4-901483-91-9